내가 명의名醫다

세계가 주목하는 부항치료법

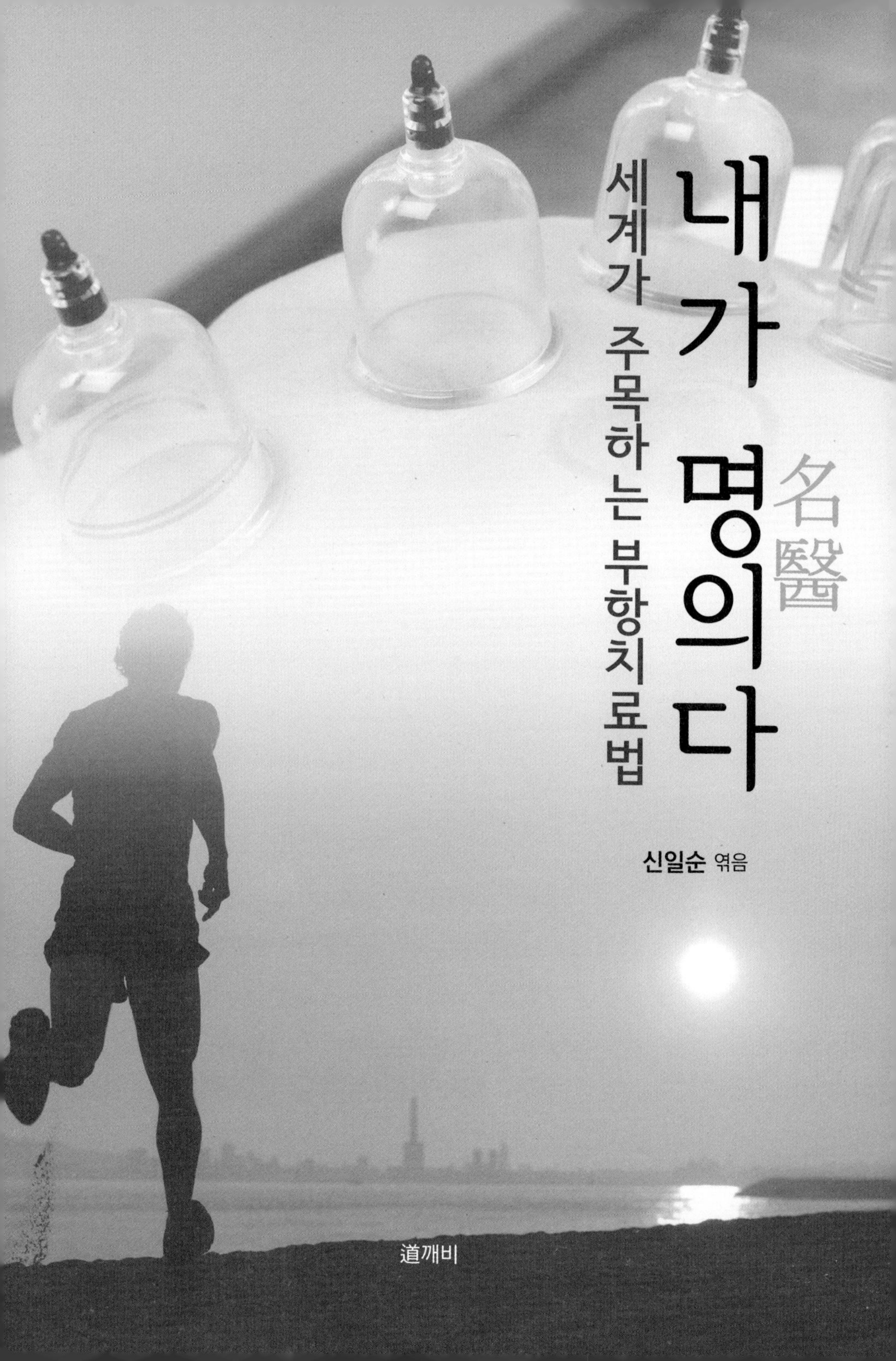
내가 명의다
名醫
세계가 주목하는 부항치료법
신일순 엮음
道깨비

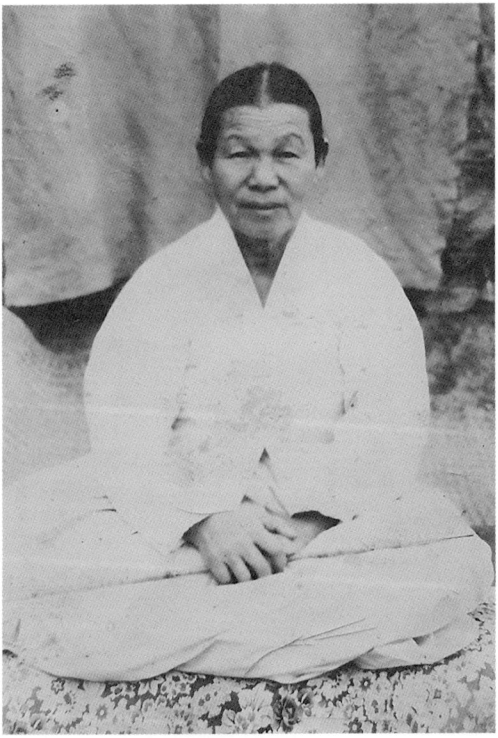

일찌기 척추신경 질병관계를 터득하신
필자의 할머니 李二先

서문

누구나 집에서 자신과 가족들의 질병을 스스로 고칠 수 있다

어릴 적, 할머니는 시골 고향에서 환자 치유의 능력이 탁월하여 고향 창녕군은 말할 것도 없고 인근의 강 건너 의령군 함안군 등에서도 병자들이 몰려와서 장사진을 이루었다. 여름이면 시원한 오호리의 삼촌 수박밭 원두막에서도 치료를 하셨는데, 그때마다 환자들이 뙤약볕 아래 연잎을 머리에 얹고 땀을 줄줄 흘리며 순서를 기다렸다.

체격이 크고 기운 찬 할머니는 입 안 가득 찬물을 머금고 환자 등에 내뿜으며 커다란 손바닥으로 경추에서 흉추, 요추까지 사정없이 내리치셨다. 당시 나는 어려서 몰랐으나 근

40년이 지난 후에야 척추신경계와 질병과의 관계를 알게 되었다. 할머니는 옛사람이 거의 그렇듯이 글을 읽을 수가 없어 초등 2~3년생인 나에게, 태상노군太上老君에 대한 경전인지 모를 책을 내게 읽게 하여, 어린 손자가 더듬더듬 더듬는 소리를 듣고도 그 두꺼운 책을 다 외우셨다.

부항의 역사는 고대 이집트에서 BC 400년경 '히포크라테스'부터 부항치료를 했다고 전해진다. 부항附缸이란 사람의 피부에 항아리缸를 붙이는附 것을 말한다. 근육이나 인대에 손상이 생기면 통증이나 염증이 생긴다. 혈액과 혈행의 순환의 정체가 생기고 갖가지 질병들은 각각의 장기들에 엉겨 붙은 혈전을 동그란 컵 모양 기구를 피부에 압착시켜 뽑아낸다. 그래선지 미국에서 부항은 '커핑cupping'이라 불린다.

미국의 세계적인 수영 황제 '마이클 펠프스'는 늘 부항으로 치료하면서 브라질 '리우데자네이루' 올림픽에서 통산 19번째 올림픽 금메달을 거머쥐었다. 영화배우 '마돈나'는 자신의 인스타그램 스토리에 부항으로 자신의 건강을 지키면서 당시 62세의 나이가 믿기지 않는 완벽한 몸매를 자랑하고 있다.

부항을 즐기는 미국 운동선수들 가운데 체조의 '알렉산더 나두어'와 여자 수영선수 '나틸리 코플린'은 자신의 인스타그램에 부항치료를 마친 뒤 인증샷을 올리는가하면, 체조대표팀 선수들은 의사나 트레이너의 도움을 받지 않고 직접 부항을 뜨기도 한다.

해외에서는 '마돈나'뿐만 아니라 헐리우드 스타 여배우 '제니퍼 애니스톤', 한국 음식 마니아로도 알려진 미국 여배우 '기네스 펠트로', 영국 가수이자 축구선수 베컴의 아내로 유명한 '빅토리아 베컴', 젊은이들에게 캐나다의 천재가수라 불리는 '저스틴 비버' 등도 부항을 즐기는 '광'으로 알려졌다.

고대 그리스 시대로부터 불과 100년 전까지에도 유럽에서는 사혈요법이 엄청난 유행을 했다. 그러한 치료법이 효과가 없으면 수 천 년을 이어 왔겠는가? 프랑스 영화 '마농의 샘'에도 부항 뜨는 치료가 나온다. 오늘날 현대의학이라고 하는 미생물 세균학은 100년도 채 못된 현미경을 만든 시기부터였다.

그 오랫동안 지구상의 인류들은 사혈요법으로 건강을 지켜왔던 것이다. 그러나 웃기게도 의사들의 무수한 의료사고는 간 곳 없고, 사혈요법을 받다가 죽었는지는 모르겠지만 '조지 워싱턴'과 '모짜르트'를 들먹이며 사혈치료의 희생양으로 삼는다. 오래 전 사혈요법은 물동이를 받쳐놓고 엄청난 생혈을 빼는데 비해, 요즈음 현대의료기구로 빼내는 부항은 혈관에 들러붙어서 혈행을 막고 있는 혈전들만 빼내기 때문에 목숨과는 아무 상관없이 안전하다.

병원 의사들은 아직까지도 부항치료한 사람들의 흔적을 보면 '어디서 이런 무식한 치료를 하고 돌아 다니냐'고 시비를 걸고 있다. 지구상의 약초를 비롯하여 모든 치료약들은 피를 맑게 하려고 복용을 하지만, 사실 그것은 희석에 지나지 않는다. 한층 오염되어 혈관에 찌들어 붙은 혈전은 희석도 되지 않기에, 부항으로 압을 가하여 혈전을 빼내는 것이 최선의 방법이다.

의사들이여, 이제 전 세계인들이 그 치료효과를 알아버린 뛰어난 부항시술법을 두고 전 세계인들에게 호통을 치며 나무랄 것인가? 사혈부항의 종주국인 이 나라 한의사들마저 환자들의 요구에 마지못해 흉내는 내보지만 오히려 제대로 아는 것이 없어 환자들에게 지탄을 받고 있는 실정이다. 제 나라의 뛰어난 세계적인 의술에는 얼굴을 돌리고 아무런 효용 없고 비효율적인 돈 버는 의술에만 코를 박고 있다. 기가 막히는 이 나라 의료계의 현실이다.

세상은, 진실을 모르면 영문도 모른 채 대량학살을 당한다. 인간이 태어나서 세상에 대한 지식을 배우는 첫 번째 과정이 학교교육이다. 그러나 학교교육은 '자본과 체계'의 세뇌도구로 전락한지 오래다. 돈에 미친 자본은 전 세계 교육시스템을 체계적으로 장악하여 인류에게 세상에 대한 가짜지식을 세뇌한다.

체계가 인생의 초창기에 학교교육을 통해 우리 머릿속에 주입한 가짜지식과 고정관념을 깨끗하게 털어버리는 것이야말로 오늘날, 세상의 진실을 깨우치는 진짜공부의 출발점이다. 언론도 마찬가지다. 자본과 체계가 전방위적으로 세계의 주류언론을 장악하고 있다. 주류언론이 가짜뉴스를 대량 생산하여 전 세계 인류에 대한 선전선동과 세뇌공작을 지속적으로 반복하고 있다.

주류언론이 떠드는 가짜뉴스를 반대로 생각하는 습관을 들이면 오히려 세상의 진실이 보인다. 나는 지난 2022년 3월 9일 대통령 선거일에 그동안 '코로나19' 백신을 단 한 번도 접종하지 않은 상태에서 일부러 확진자 투표시간에 그들과 함께 지내다가, 사흘 후 보건소에서 확진을 받고 집에 돌아와 왕쑥뜸으로 하루 만에 털고 일어났다. 이에 대한 자세한 이야기는 책 제2부에 실었다.

세상의 진실을 용기 있게 양심적으로 얘기하는 극소수 진짜 스승들의 말에 귀를 기울여야 한다. 이 책은 그동안 나의 스승인 허보우 선생님에게서 갖가지 다양한 치료 방법들을 배우고 익히면서 직접 보고 들은 바를 그대로 옮겼다. 특히 일반 부항사혈요법과 달리 할머니의 '척추치료법'처럼 해당 장기의 신경회로를 먼저 열고 치료를 시작하는 탁월한 치료법도 가감 없이 옮겼다. 그래서 누구나 각 가정에서 자신과 가족들의 질병을 스스로 고칠 수 있도록 했다. 선생님은 늘 이렇게 탁월한 의술을 먼저 터득한 이들이 용기 있게 나서서 널리 퍼트리고 사람들을 이롭게 하라고 하셨다.

자본주의는 곧 영리주의이다. 병원에서는 고비용과 저효율의 치료법으로 환자를 돈벌이 수단으로 활용한다. 자연치유의 의술은 저비용 · 고효율적인 치료법으로 질병이 저절로 낫는 법, 다시 말해 내 몸의 세포들이 일을 잘 할 수 있도록 환경을 조성하는 치료법이다.

생명은 태어날 때 이미 자신의 몸을 스스로 치유하는 능력도 함께 지니고 태어나기 때문이다. 자연치유의 의술은 그러한 방법을 연구하면서 난치병이나 암 환자들을 너무나 쉽게 고치고 있다. 자연치유는 아주 기초적이면서 가장 근본적이며 몸에 전혀 해가 되지 않는 최상의 지혜로운 치유법이다. 그리고 진정한 치료자는 의사가 아니라 자신의 몸이다. 병은 의사가 고치는 것이 아니다.

이러한 선생님의 탁월한 의술을 곁에서 지켜보면서 불치병, 희귀병, 난치병, 고혈압 등 현대의학이 도저히 손을 쓸 수도 없는 중한 질병에 시달려 고통 받던 이들이 너무나 쉽게 나아버리는 일들이 이제는 일상이 되어버렸다. 나아가 이런 일들을 많은 분들에게도 알려달라는 환자들의 열화에 못이겨 이후의 위험을 무릅쓰고 그동안의 사례와 글들을 엮어 책을 내게 되었다.

오늘날 과학기술의 급진적인 발전으로 먹고 살기에는 한결 나아졌으나, 돈에 환장한 인간들로 인해 인간성이 상실되어 지구촌 인류가 불행한 삶을 살고 있다. 즉 기계에 밀려 인간은 정서적으로나 영적으로 퇴화하고 비인간적인 삶을 살고 있다. 진정한 삶이란 인간 최적의 건강과 안녕의 상태로 신체적, 정서적, 사회적 차원을 넘어 영성과 영적 안녕으로 건강하고 활기찬 생활을 해야 한다.

지혜 있는 자는 탐욕이 아니라 자신이 이룬 지혜와 깨달음을 사람들과 함께 나누어야 한다고 어린 시절 할머니에게서, 또 스승님으로부터 배웠다. 부디 밝은 깨달음과 지혜로서 자신을 바로 세우고 자연과 하나 되어 진리를 추구하며 사람을 사랑하는 정신으로 살아가는데 이 책이 밑거름이 되기를 바란다.

그동안 이 책을 펴내기까지 많은 도움과 용기와 지도편달을 아끼지 않은 존경하는 대한민국 자연치유의 구심점인 황종국(전 의료전담재판관 부장판사) 변호사님과 부산환경운동연합을 창립하고 지금까지도 시민사회운동에 몸맘으로 일하고 있는 구자상 대표님이 기꺼이 추천사를 보내주신데 대해 깊은 감사를 드린다.

2023년 여름, 양생연구원에서 신일순 올림

추천사

병겁病劫시대의 보검寶劍

질병이 몰려온다. 전대미문의 질병들이.

이 말은 예언도 아니고 협박도 아니다. 엄연한 현실이고 과학이다.

쌀을 봉지에 담아 오래 두면 반드시 쌀벌레가 생긴다.

본래 그 쌀과 봉지 속에는 벌레도 벌레의 알도 없었는데 어디서 쌀벌레가 생겼나?

조건이 맞으면 그냥 생긴다. 그것이 화생(化生)이다. 생명체는 다 그렇게 생겨났다. 자연법칙이다.

작금의 전 지구적인 환경변화와 기후위기는 수 십 만년 유지되어온 지구 생태계를 통째로 무너뜨리고 있다. 남북극의 얼음산이 녹는 것은 물론 고산지대와 시베리아의 동토층이 녹아서 흙이 드러나고 흙속에 갇혀있던 메탄 등의 가스가 분출되고 있다. 두려운 것은 그 속에 수 만 년, 수 십 만 년 갇혀있던 정체불명의 바이러스와 세균들도 함께 나온다는 것이다.

변화된 환경조건에 맞는 새로운 미세 생명체들이 주저 없이 생기고, 거기다 매우 오래된 동토 속에 갇혀 있던 바이러스와 세균들도 활개를 치는 상황이 되면 그 미지의 것들에게 적응할 틈이 없는 인간들에게 그것들은 재앙이 될 위험성이 매우 높지 않겠는가. 요행에 기댈 일이 아니다.

코로나 사태는 그 경고쯤이었는데, 이에 대응한 인간들의 태도는 실망이었다.

한국 정부가 제일 먼저 취한 정책은 철저한 격리와 접촉금지 정책이었다. 식당이나 카페, 술집 등은 망하든 말든 감염자의 행적을 철저하게 추적하여 공개하였다. 그러다가 외국에서 개발된 백신이 수입되자 전 국민에게 백신 맞기를 강요하였다. 백신을 맞지 않은 사람은 식당, 극장, 관공서, 공공장소 등에의 출입이 통제되었다. 간접적인 압박이다. 백신을 맞고 갑자기 중병이 들거나 죽은 사람들이 많지만 제대로 공개되지도 않았고, 정부는 백신과의 인과관계를 인정하려고 하지도 않았다. 죽은 자와 그 가족들만 억울할 뿐이다. 그 외에 정부가 취한 대책은 없다.

코로나보다 훨씬 더 센 질병이 닥칠 가능성이 매우 높다. 환경과 기후의 변화가 더 가열차기 때문이다. 백신을 개발할 시간조차 없을 수도 있다. 그 때는 어떻게 할 것인가? 정부는 믿을 수 없다. 믿고 있어서도 안 된다. 스스로 대응책을 준비해야 한다.

결국 어떤 질병이 닥치든 거기서 살아남는 마지막 보루는 자신의 면역력이다. 그러므로 코로나 사태 때도 정부가 제일 먼저 했어야 하는 일은 국민 각자로 하여금 면역력을 최대화 할 수 있도록 정보를 제공하고 그 실행을 독려하는 일이었는데, 대한민국 정부는 그 일을 전혀 하지 않았다. 정부 자신이 그런 것을 할 수 있는 안목과 방책이 없었던 것이다.

면역력을 키우는 것은 자연 생명력을 극대화 하는 것이다. 생체가 어떤 상황과 조건에서 가장 활발하게 움직이는지 자신의 몸과 마음을 잘 관찰하고 느껴 보라. 가장 기초적인 것은 체온이다. 몸을 따뜻하게 하는 것-. 체온을 떨어뜨리는 짓은 하지 말아야 한다. 과식, 과음, 과로는 체온을 떨어뜨린다. 찬 물과 찬 음식 섭취도 마찬가지다. 여름에도 음식은 따뜻한 것으로 먹어라! 물도 마찬가지다. 전국의 대중식당에서 냉장한 물을 상 위에 올려놓지 못하게 해야 한다. 차와 음료수도 몸을 차게 하는 것은 피해야 한다. 커피도 그 중의 하나다. 스트레스도 체온을 떨어뜨린다. 적당히 휴식하고, 잠을 충분히 자서 스트레스와 피로를 풀어야 한다. 직장에서도 과도한 장시간 노동을 시키지 말아야 한다. 이제는 전염병 대피 차원에서도 노동시간을 검토해야 한다. 몇 가지 예를 들었을 뿐이다.

면역력을 약화시키는 것들 중 대표적인 적이 몸속의 요소요소에 끼어 있는 죽은 피 덩어리, 즉 어혈 덩어리인 혈전이다. 이것들은 기혈의 순환을 가로막아 병을 만든다. 그러므로 혈전을 평소에 부항으로 미리 뽑아서 몸을 정화시켜 두는 것이 전염병 예방의 첩경이다.

이 책의 필자는 자신의 스승 허보우虛步牛로부터 전수받은 경험담을 옮겨 적고 있는데, 보아하니 허보우는 '허공을 거니는 소'라는 뜻으로 그 분이 큰 도인이었던 모양이다. 허공과 소는 모두 본성을 상징하는 글자이다. 허보우는 본성 세계, 진리 세계에서 거닌 분이다.

그런 분이 혈전을 빼주는 방식으로 너무나 쉽게 어려운 병들을 고친 경험담을 이 시점에 세상에 들려주는 데는 다가오는 큰 전염병에 대비하라는 뜻으로 보검(寶劍) 한 자루씩을 쥐어 주는 것으로 보인다.

지혜로운 분은 이 보검을 잘 활용하여 전염병 시대를 이겨내고, 그 다음에 오는 '춘삼월 호시절'을 즐겁게 맞이하시기 바란다.

시절이 하수상한 2023년 봄, 변호사 황종국 드림

추천사

나는 병원에 가지 않는다

나는 현대의 환경문제가 단순한 기술의 부재나 인간의 윤리의식의 부재 정도에서 연유된 것이 아니라는 것에서 나의 환경운동의 작은 이유를 찾는다. 거대한 생명파괴의 근원적 속성을 가진 실패한 공업주의는 생태계의 온갖 불균형을 가져오는 가장 큰 배경이 된다.

애초 근대주의의 오만은 인간의 이성으로 자연을 조정하고 통제할 수 있다는 대단한 착각에서 비롯된 것이었다. 오늘날의 거대한 공업문명은 실상 사람을 살리기 보다는 생명세계를 초토화시키고, 모든 생명을 죽음의 위기로 몰아넣고 있다.

공업문명을 이루어 온 토대는 기계론적 세계관일 것이다. 서구의 근대철학의 주류라 불리는 데카르트 철학, 뉴턴의 고

전 역학 등은 세계를 즉 자연·우주·인간의 세계를 기계론적 모델로서 설명한 대표적인 사람들이다. 그러한 근대주의는 지금까지도 강력한 사회발전을 추동하는 미혹하고 아둔한 권력들의 믿음이 되고 있다.

기계론적 이데올로기인 서구의 합리주의·실증주의·대공업주의는 불편부당한 생각의 불균형과 편견을 생산해 왔다.

즉, 이성만이 진리에 이르는 유일한 길이라는 믿음은 서구의 합리주의가 가진 근원적인 불안의 뿌리이다. 일찍이 '베이컨'은 분석과 실증을 통한 과학만이 유일하게 올바른 인식의 길이라는 '과학지상주의'를 통해, 인간은 자연을 고문하여 신의 진리를 밝혀야 한다고 하여 근대의 극단적인 자연파괴에 면죄부를 주었다. 이러한 자연관은 근대 이후 지금까지 모든 학문과 교육에서뿐만 아니라 정치 경제 문화, 특히 의료시스템의 주류를 이루는 바탕이 된다.

알다시피, 기계론적 세계관은 세계를 정신과 물질로 나누어 보는 이원론의 세계이다. 이원론은 근대 이후 우리 사회의 모든 영역의 지배 철학이 되었다.

이러한 기계론과 이원론의 세계관을 더욱 공고히 받쳐온

것은 다름 아닌 고전 역학의 세계이다. 뉴턴의 고전역학은 특히 그의 운동법칙은 당시 이 세상 물질세계가 움직이는 모든 비밀을 풀어 헤친 것처럼 보였다. 우주를 신이 설계한 정교한 시계와 같은 기계적 존재로 보았던 것이다. 이러한 이데올로기는 자연세계 뿐만 아니라 사회구성이나, 인간의 신체조차 기계적 틀로 생각하게 하는 배경이 된다. 이는 이어져 오늘날 현대 의료가 가진 지배적인 생각과 정확히 일치한다. 또한 아픈 사람을 고치는 것이 아니라 다종다양하고 광범위한 병원병(Iatrogenesis)을 만드는, 오늘날 병원이 가진 우매한 믿음이 되고 있다.

여기에 기계론적 이원론의 특징은 생명세계의 문제를 언제나 요소론적으로 보면서 유기체적으로 존재하고 생동하는 세계의 본질을 왜곡한다는 것이다. 극히 단편적으로 생명세계를 재단하면서 배후의 거대한 자연적 면역의 능력과 같은 생명현상의 특징을 제거한다는 것이다. 머리가 아프면 그 원인을 파악하기 보다는 진통제 처방과 같은 방식으로 대응하는 것과 같은 단편한 방식은 오늘날의 의료가 가진 특징이라고 보인다. 실로 요소론적 세계관의 특징은 철학자 '윤노빈'의 지적처럼 이 세상을 분열시키고 지배하고 통제하는 세계관의 정수라고 보인다. 그는 "요소론적 세계관은 세계를 실체와 원소와 본질에 감금하며, 인간을 소유하기 위하여 인간의 정신과 신체를 정의(difinition)와 개념의 철장 속에 가두는 것이라고 하였다. 이어 그는 자연에 대한 인간의 지배방식, 인간에 대한 인간의 지배방식은 운동하고 움직이는 세계로부터 그 운동의 개념을 박탈함으로서 세계를 소유하고 지배하려는 야심이 요소론적 세계관의 실체"라고 하였다. 즉 움직이는 동사의 세계를 고정된 개념이라는 명사의 세계관으로 묶어 지배하고, 통제하고, 조정하고, 분할하고, 억압하는 것이다. 현대의료의 세계를 본다면 이와 같이 인간의 신체를 다루는 저들의 세계관은 요소론적 인간관의 결정판이라 볼 수 있다.

이것은 자율적으로 운동하는 생명세계의 큰 바다라고 할 수 있는 인체를 기계로 보며 기계의 부품 다루듯이 분할하고 통제하여 조정할 수 있다고 보는 것이다. 거듭하여 병원은 인간의 위대한 자연치유력을 부정하고, 끊임없이 운동하는 유기체의 본질을 부정하고, 차갑고 고정된 인위적인 통제로서 보다 큰 병을 지속적으로 생산해 내는 것이다. 그러기 위해서 그들은 근본적으로 인간은 언제나 정신과 물질이 신령하게 통합된 몸의 존재라는 사실을 애써 부정하는 것이다.

근년의 코비드 사태를 보면, 이러한 현대의료의 타락이 명백하게 드러나는 것을 알 수 있다. 지금도 계속되고 있는 코비드 사태의 여파는 기본적으로 인간의 초보적인 자연치유력을 부정하고 차이와 현실을 부정하고 있다. 일괄적으로 효과가 인정되지도 않은 백신과 격리를 강요함으로써 현대의료가 인간의 보건향상에 기여하기보다는 권력의 보다 효과적인 대중 조작과 대중 통제의 처방으로 되어버렸음을 여실히 보여주고 있다. 코로나의 사망자보다 백신으로 사망한 사람이 훨씬 많고 아직도 바보 같은 마스크착용을 강요하고 있는 의료 권력의 폭거를 우리가 언제까지 목도할 것인지 아득하다.

일찍이 '이반 일리치'는 역사적으로 감염병이 창궐하고 극복해 가는 과정에서 백신의 효과는 없었다는 것을 그의 1976년의 저서 『병원이 병을 만든다』에서 밝히고 있다.

현대의 사망자의 3분의 2는 노령으로 인한 질병과 관계가 있으며, 젊은 나이에 사망하는 사람들의 다수는 사고 · 폭력 · 자살 등의 희생자들이다. 이어 과거부터 인간을 괴롭혀 온 전통적인 질병들은 극적으로 변화되어 왔다. 많은 질병들은 극복되었으며 현대인들의 건강상태는 큰 변화를 가져왔다. 여기에서 '이반 일리치'는 우리가 흔히 생각하는 의료기술의 발달이 이러한 질병극복의 원인이 되었다는 믿음은 크게 잘못되었다고, 즉 질병의 극복과 의학의 진보 사이에는 아무런 직접적인 관계가 존재하지 않는다는 것이다.

그는 이러한 주장의 배경으로써 결핵으로 인한 사망률의 추이와 항생물질의 사용 시기를 비교해 보았으며, 콜레라 · 이질 · 장티푸스 · 성홍열 · 디프테리아 · 백일해 등의 발생과 감소의 추이를 검토한 결과, 이미 대개의 질병들이 감퇴된 것은 현대적 항생물질의 처방 이전에 이루어져 왔다는 것을 밝히고 있다. 따라서 전통적인 질병들이 감소된 것과 현대적 의료처방의 상관관계는 없다는 것이었다. 오히려 질병감소의 원인은 농업생산력의 증가로 인한 영양상태가 호전되어 숙주인 인간의 저항력이 높아지고 자연 면역력이 높아졌기 때문이라는 것이다. 대개 역사적으로 감염병이 큰 피해를 주었던 시기가 기온이 낮아 흉년이 이어졌던 시기와 일치하는 것은 이를 잘 보여 준다고 하겠다. 나아가 현대인들이 우려하는 각종 암질환의 경우에도 치료를 받거나 치료를 받지 않은 사람들의 생존률의 차이는 거의 없다는 것을 밝히고 있다.

그래서 그는 “100년 이상 질병의 경향성을 분석하여 알 수 있는 사실은 환경상태야 말로 일반적으로 사람들의 건강상태를 결정하는 가장 중요한 요소”라고 주장한다. 마스크와 백신을 폭력적으로 강요하면서도 여전히 환경파괴적 사업들을 더욱 크게 벌이는 세력들을 보면서 우리가 이 얼마나 이율배반적인 세계에 살고 있는 것인지 알 수 있는 것이다.

오늘날의 다양한 위기의 배면에는, 인간 세계의 자율과 창조적 에너지와 자유를 의사, 법률가 등 온갖 전문가들에게 빼앗겨 버린데 있다. 언제나 활활 살아 움직이는 생명세계의 본질이 거세되고 모든 세상이 전문가들에게 접수되어 어디에서나 나는 쓸모없는 존재가 되어버렸다. 전문가의 지식은 시민들에게 활용되어야지 그것이 곧 규범이 될 수는 없다. 의사들의 지식이 대중들의 판단에 도움을 주는 자료가 될 수는 있다 하더라도 그것이 곧 의료정책을 결정하는 힘이 되어서는 안 된다. 이것은 심각한 현대 민주주의의 허약함을 보여주는 것이다. 이미 그러한 원칙이 무너진 것이 오래지만, 이것은 우리 사회가 반드시 극복해야 할 지상의 과제가 된다.

‘일리치’는 다시 지적한다. “불행하게도 현대의 의학적 치료는 사람들에게 도리어 손해를 끼친다. 의료산업이 인간에게 끼치는 손해는 말할 필요도 없지만 의료처방의 결과로 생긴 고통, 마비, 불구, 정신적 장애 등은 현대의 교통사고, 노동재해, 전쟁의 피해와 필적한다"고 주장한다. 그래서 현대의 의료체계는 그 자체로 새로운 유행병을 체계적으로 확산하는 것이다.

인간은 고도한 자유의 실현체이다. 내유신령內有神靈 외유기화外有氣化하는 살아 생동하는 영령한 존재이다. 인간의 몸은 기계가 아니다. 사람을 물질화시키고 생명을 업신여기는 현대 의료와 학교는 붕괴되었다. 자유의 존재로서 인간은 스스로 치료하는 의지를 회복하여야 한다. 정치적으로 제도적으로 의료의 독점은 제한되어야 한다.

현대의 모든 질병과 정신적 불구는 병원에서 생산되고 있다. 나는 병원에 가지 않는다.

금정산 용성리에서,
구자상(기후변화에너지대안센타 공동대표)

목차

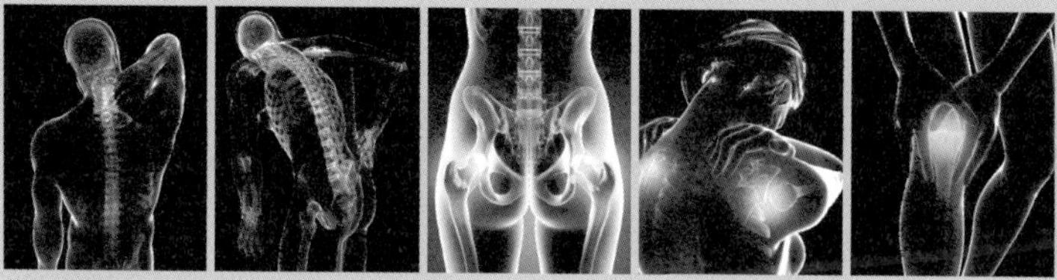

제2부
의료 사례

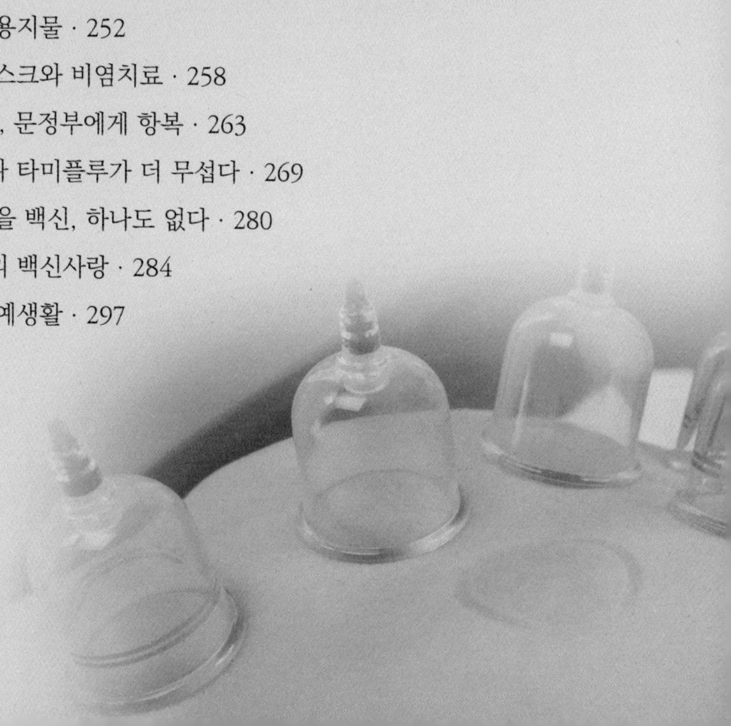

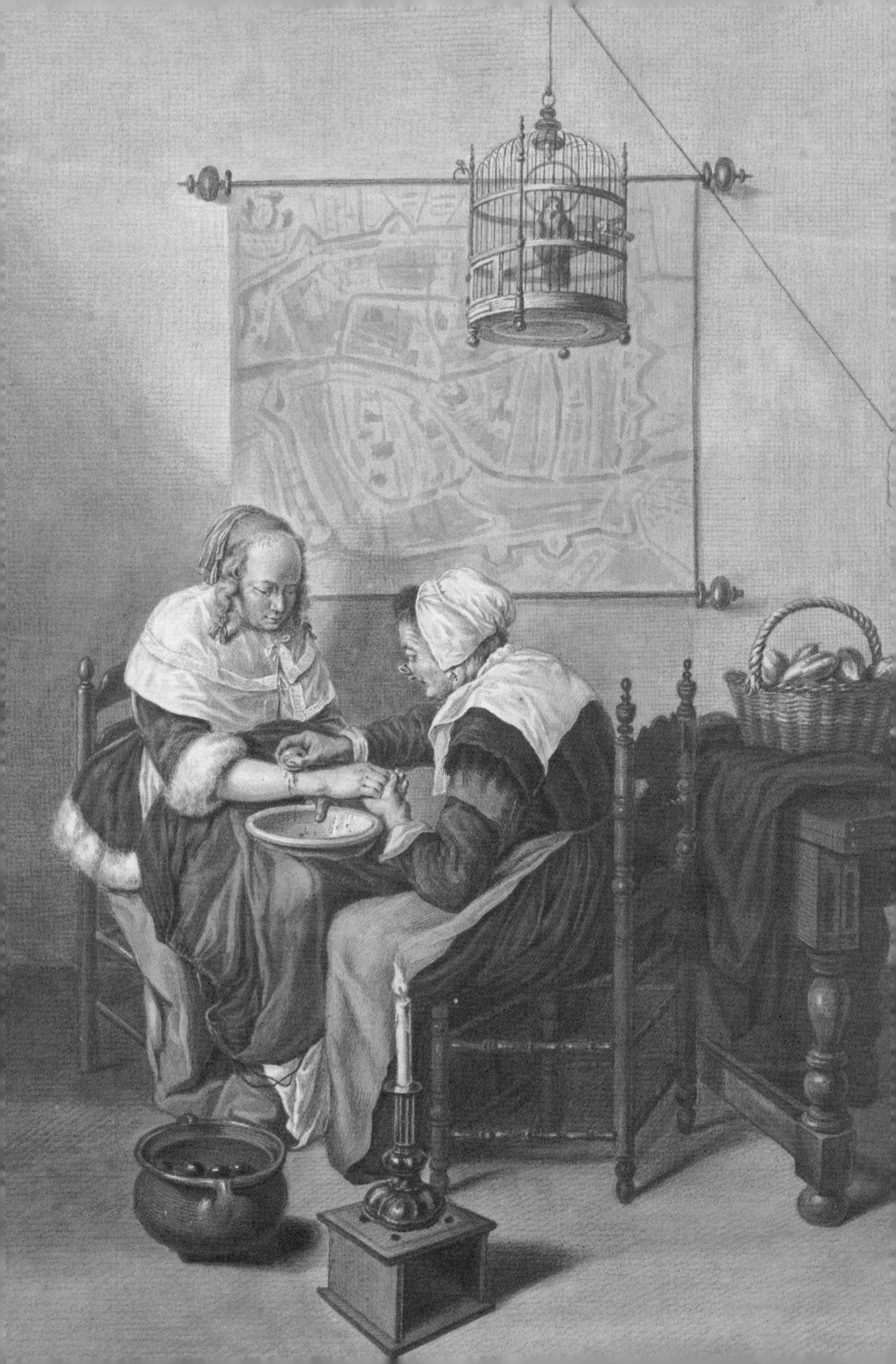

제1부

치료 사례

김사장의 뇌경색

수 년 동안 쑤시고 아픈 머리가 선생님에게 치료를 받고 건강해져서 수시로 감사의 안부전화를 해오는 서유경 여사에게서 전화가 왔다.

"선생님, 제가 오래 전부터 잘 아는 사장님인데 갑자기 말이 어눌하고 어질어질하다고 합니다."

"아이고, 급성 뇌경색 같은데 빨리 오셔야 해요."

"휴일인데 괜찮겠습니까? 저희들이 미안해서요."

"네, 괜찮습니다. 일분일초를 다투는 위급한 병이라 바로 오셔야 합니다."

"네, 택시타고 같이 갈게요. 선생님 고맙습니다."

외항선 선장 출신의 건강한 김정철 사장님은 최근에 머리가 자주 아파서 병원에서 뇌 사진을 찍었는데 뇌의 혈관꽈리가 부풀어 올랐다고 한다. 그래서 시술을 하기로 예약을 해

놓고 있었는데, 불과 며칠을 앞두고 심하게 어지럽고 어눌해지면서 말문마저 닫혀 버렸다. 혀가 목구멍으로 자꾸 말려들어간다고 한다. 택시를 타고 급히 달려온 김사장을 선생님은 보시자마자 바로 턱밑에 부항을 붙이시더니 순식간에 새까만 혈전을 뽑아내기 시작했다. 그렇게 약 1시간을 계속하자 신기하게도 김사장의 발음이 점차 정상인에 가깝도록 수월하게 말을 하기 시작한다.

"아, 이제 좀 살 것 같습니다."
"어때요? 많이 편해 졌지요?"
"네, 한결 수월합니다."

그리고는 선생님은 또 머리 꼭대기 정수리 백회혈에 가위로 부항 컵을 따라 동그랗게 자르더니 면도기로 부항안의 머리카락을 전부 밀어 내었다. 그리고 그 곳에서도 뻑뻑한 혈전을 뽑아 올리기 시작했다. 그렇게 열심히 치료를 하는 사이 집에서 전화를 받고 급히 달려온 김사장의 아내가 당도했다. 그리고 근심어린 표정으로 치료중인 남편에게 조심스럽게 말을 건다.

"여보, 병원 응급실로 가지 않고 어떻게 여기서?"

"걱정 말어."

"어? 그러고 보니 당신의 말이 한결 수월하네요."

"당신이 듣기에도 글체?"

"네, 그렇네요. 아까 전화상으로는 도저히 말을 알아들을 수가 없겠더니…"

"그래, 많이 편해졌다."

김사장의 아내는 그제서야 안심을 하고서 남편의 손을 만지작거렸다. 젊은 시절 담낭결석으로 쓸개를 잘라낸 김사장의 배는 심하게 불룩했고 역한 냄새가 난다고 한다. 그러한 김사장의 불룩한 배를 짚어보신 선생님은 김사장을 돌려세워 척추를 보시더니 흉추 6번과 요추 1번 그리고 요추 4~5번을 여시고 그 다음 임맥의 위장, 소장, 대장에 장침을 놓고 계셨다. 잠시 후 튀어나온 배가 놀랄 만큼 쑥 꺼져 들어가기 시작한다. 위급했던 치료가 끝나자 만면에 웃음을 띤 김사장은 선생님께 깍듯이 절을 하고 손을 놓지 못하고 있었다.

그리고 사흘 후 다시 치료를 하였다. 그리고 그 다음날 김사장과 가족들은 도통 믿기지가 않는 현실에 긴가민가 확인차 다니던 그 병원으로 가서 몇 주 전에는 부풀어 올랐던 머리 혈관사진을 찍어 보았다. 사진의 결과는 아닌게 아니라

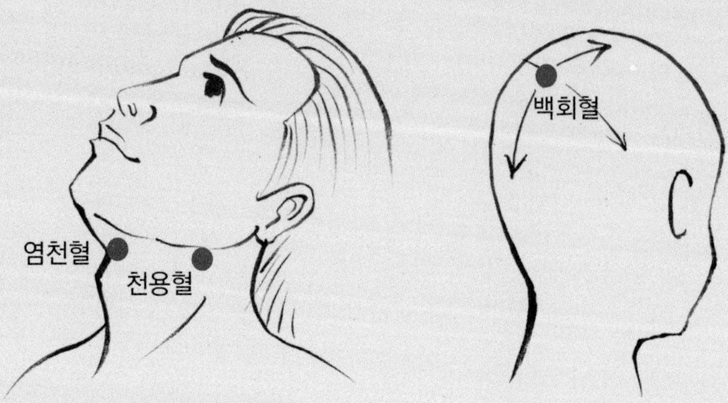

① 턱밑 염천혈과 목 양 옆(천용혈)의 혈전을 1회 5분에 걸쳐서 약 5회로 끌어 냅니다.
② 머리꼭대기 정수리 백회혈에 가위로 잘라내고 약 5번 사혈부항을 합니다.
③ 등 뒤 위장의 관문인 흉추 6번과 대장으로 연결되는 천추혈로 통하는 요추 1번과 소장으로 통하는 요추 4~5번 자리에 사혈부항을 5회를 합니다.
④ 앞쪽 명치끝과 배꼽 사이의 중앙인 중완혈과 배꼽 아래 관원혈과 배꼽 양옆 천추혈에 사혈부항을 합니다.

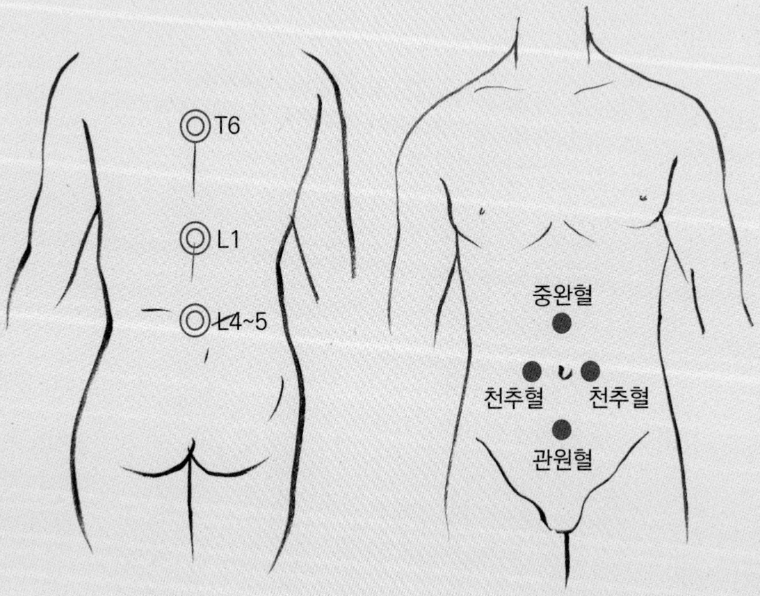

부풀어 터지기 직전의 꽈리가 흔적도 없이 멀쩡했다. 김사장은 너무나 기분이 좋아서 선생님께 보고도 할 겸 전화를 걸었다. 그러나 확인 차 제 발로 걸어 들어간 그 병원의 의사에게 붙잡혀서 강제 입원을 당했다. 안 해도 될 것을 자초해서 일을 벌린 셈이 되어버렸다.

선생님의 사모님 친구도 김사장과 같은 증세로 병원에서 한번 시술비가 1,500만원이 들었다. 그러나 끊임없이 만들어지는 유독가스가 생기는 위장, 대장을 치료할 줄 모르는 병원의 치료는 곧 재발이 되고 말았다. 그래서 재수술비 1,500만원과 합계 3,000만원이 들어간 지금도 머리는 계속 아프고 멍하단다.

며칠 후 입원한 김사장에게서 전화가 왔다.

"선생님, 내일 의사를 만나고 퇴원할까 합니다."
"도대체 그 곳에서 뭐하고 있습니까?"
"병원에 왔다가 어쩔 수없이 붙들렸습니다만, 내일 퇴원할 것입니다."

퇴원해서 선생님을 만난 김사장은 할 이야기가 많았다. 특히 같은 질병으로 입원하여 반신불수 내지는 후유증으로 고통 받고 있는 환우들은 이구동성으로 어째서 똑같은 뇌경색을 당했으나 김사장은 이렇게나 멀쩡하냐고 입을 모았단다. 그와 같은 의문에 대한 답은 똑같은 뇌경색이 왔으나 병원으로 간 사람들은 위태로운 시각에 사진 찍고 검사한다고 시간을 허비하여 증세가 더욱 악화된다. 그런데 김사장은 병이 오자마자 지인 서여사의 도움으로 선생님께 달려와 그 즉시로 머리에 가득 찬 뇌압을 풀어서 내보내 버렸기 때문에 전혀 후유증 없이 멀쩡하다는 사실에 감사하고 감사하다는 것이다.

의사를 비롯한 개인의 지적 수준은 천차만별이고, 유학 가서 학위 받은 긴 가방끈이 아니라 정확한 진실을 얼마나 아느냐가 그 수준을 결정한다. 공부는 세상에서 일어나고 있는 모든 현상(사건)과 세상이 돌아가는 이치(원리)에 대해 정확한 진실을 알아가는 과정이다.

내가 스스로 생각하고 좋은 자료를 찾아보고 부단히 공부해서 진실을 깨우쳐야 한다. 내 인생을 누가 대신 살아주지 않고 내 생명을 누구도 대신 지켜주지 않는다.

기적 같은 식욕회복

화창한 봄날 5월 중순 경 인천시의 김소장님이 선생님께 전화를 했다. 잘 아는 지인이 아주 건강했는데 병원 수술 후 아예 밥숟가락도 못 뜨고 있으니 특별히 고쳐 주셔야 한다고 사정을 하는 것 같다. 잘 아는 지인이란 충청도 향우회 회장님으로서 고희를 훨씬 넘긴 연세에다 전립선비대증으로 수술을 받았다가 퇴원하면서부터 일체 식사를 못한다는 것이다.

타고난 건장한 체구에 미모의 아내와 더불어 부러울 것 없는 분이었다. 수술을 위해 병원 밥을 먹다가 퇴원해서는 아내가 정성을 들여 지은 밥은 물론이고 그 어떤 음식도 못 먹게 되었다. 이제는 병원에서 길들여진 소화제도 듣지 않는다. 자연치유를 함에 있어서 가장 큰 문제는 병원에 장기간 입원하여 많은 약들과 소화제를 장복한 사람들의 소화기능을 되살리는 일이 무엇보다 제일 큰 골치꺼리라고 선생님은 늘 말씀하셨다.

박회장은 식욕회복을 위해 가보지 않은 병원이 없었고 용하다는 명의와 점집을 문지방이 닳도록 들락거렸으나 티끌만한 차도도 없었다. 입맛을 되찾으려 시내 곳곳 맛 집을 다녀 보았으나 도저히 회복의 기미가 보이지 않았다. 소문난 식당에서 빈번히 마주치는 지인들에게 변명도 하루 이틀이지 속병을 숨기고 둘러대는 것도 여간 고역이 아니었다.

아, 희망은 영영 없는 것일까? 끝이 없는 어두운 터널에서 빛은 그 어디에서도 보이지 않았다. 세상이 다한 것 같은 가혹한 절망을 힘겹게 어렵게 견디고 있었다. 비 내리던 5월의 어느 날 답답한 나머지 찾아간 고스톱과 포커를 즐기는 취미생활 동료인 김소장을 만나 구구절절 하소연을 늘어놓기 시작했다.

"그래요? 그게 뭐라고 그 고생을 하고 있습니까?"

대뜸 내뱉는 김소장의 말에 의아한 박회장은,

"그러면 김소장은 무슨 방법이 있나?"

길을 묻는 과객의 말투로 박회장은 물었다.
"부산에 용한 명의가 있습니다."
"에이, 용하다는 의원들에게 하도 속아서…"

빗방울이 유리창을 타고 줄줄 흘러내리는 창밖을 쳐다보며 박회장은 혼자서 중얼거리듯 말했다. 유리창 밖 시청 부근 주유소에는 비에 젖은 퇴근 차량들이 부지런히도 들락거렸다.

"1962년 세상을 떠들썩하게 했던 '만병통치 최 여인'의 아들이 중풍으로 거동이 불편했습니다. 저의 손위 동서인데 지난 겨울 고향에 제사를 지내러 갔다가, 부산에서 동서를 만나러 온 일행들 중에 동서를 치료하던 분이 계셔서 그때 그 명의를 알게 되었습니다."

막연히 창밖을 바라보던 박회장은 습관적으로 고개를 끄덕였다.

"그러면 그 선생님은 어떻게 해야 만날 수가 있나요?"
"다음 주 토요일 이 곳에 오시기로 되어 있는데, 그때 제가 광명역으로 10시에 마중을 나갑니다."

"그러면 그때 이 곳에서 뵐 수가 있겠는지요?"
"제가 부탁을 해보겠습니다."

비가 멎고 하늘이 열리자 안개 낀 산이 모습을 드러내어 검은 구름은 옅은 구름에 밀려 빠르게 달아나기 시작했다.

약속한 토요일 정오경 부인을 대동한 박회장은 모시고 간 선생님께 인사를 건네자마자 답답한 증세를 털어 놓기 시작했다. 선생님은 고개를 끄덕이며 김소장 사무실에 마련된 침대에 박회장을 눕게 했다. 그리고 그의 맥을 짚고 안색을 살펴보았다.

"선생님, 목구멍으로 밥이 넘어가지 않아요."
"네, 식사를 못한지가 얼마나 되었지요?"
"병원에서 전립선 수술을 받고나서부터이니 약 서너 달도 넘었습니다."
"알겠습니다. 고쳐 드리겠습니다."
"제발 그리만 되면 얼마나 좋겠습니까? 사례는 톡톡히 하겠습니다."
"하하하. 그럽시다."

선생님은 박회장을 침대에 엎드리게 하고 전립선 수술한 자리를 살펴보았다. 대학병원에서 갓 수술한 선명한 칼자국이 너무나 끔찍하다. 몇 해 전 뉴스에서 다른 사람 조직 검사하고 엉뚱한 환자의 전립선을 떼 낸 대학병원이 생각이 난다며 씁쓸하게 웃으셨다. 쓴웃음을 거두고 손을 씻은 선생님은 박회장의 등줄기를 따라 척추를 따라 눌러 나갔다.

흉추 3번은 견갑골 상단과 일치하는 곳인데, 아래로 엄지 한마디 씩 4번, 5번이 된다. 갓난아이들에게 젖을 먹이고 엄마가 등을 툭툭 치면 고였던 젖이 '꼬르륵' 소리를 내며 내려가는 곳이 '급체혈'이다. 오래도록 체한 사람들은 살짝 건드리기만 해도 엄청난 통증을 느끼며 입을 딱 벌린다. 이 곳이 막혀 있다면 약간의 음식을 먹어도 체하고 그 어떤 음식도 잘 먹지 못한다.

팔꿈치와 일치하는 흉추12번은 소장으로 가는 신경회로가 있고, 바로 그 밑이 요추로 시작하는 요추 1번은 대장으로 연결된다. 이 곳 신경회로가 막혀서 이상이 오면 굽혔다가 펴는 동작이 안 되고 세면대에서 머리 감는 것이 어려워 뻣뻣하게 서서 샤워기로 머리를 감는다. 장골능과 일치하는 즉 허리가 잘록하게 들어간 요추 4~5번 혈에 통증을 느낀다.

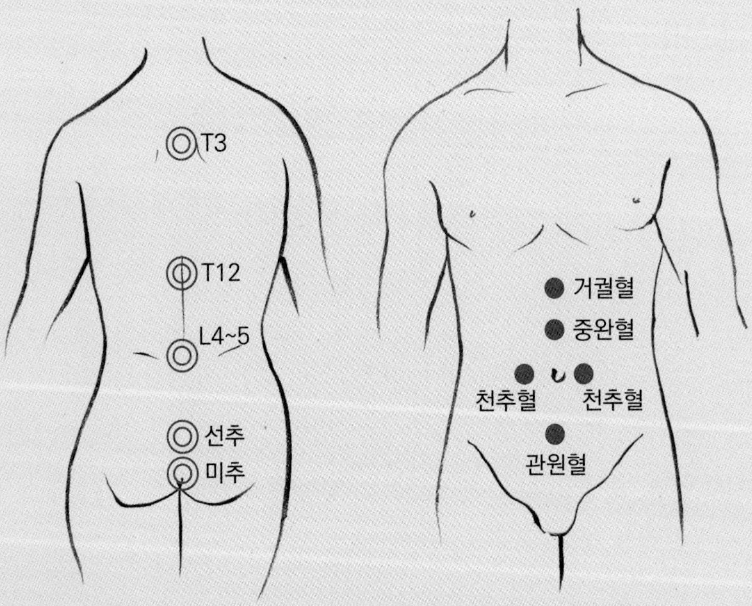

① 견갑골 상단과 일치하는 흉추 3번과 소장으로 통하는 흉추 12번 팔꿈치와 일치하는 소장으로 통하는 요추 4~5번 자리에 사혈부항을 5회를 합니다.
② 앞쪽 거궐혈과 배꼽의 중앙인 중완혈과 배꼽 아래 관원혈과 배꼽 양옆 천추혈에 뜸을 뜹니다.

전립선과 연결되는 곳이라 당연하다. 이 곳에 이상이 생기면 요통, 배뇨곤란, 월경통, 좌골 신경통으로 고생하기 마련이라고 하셨다.

사람은 척추라인을 따라 각각의 장기로 가는 신경회로가 있다. 척추뼈 부위의 왜곡은 결국 각각의 신경가지가 속한 부위에 문제를 일으키게 된다. 질병을 알면 척추뼈 어디가 막혀서 어떤 질환이 생겼는지 알아낸다. 해당 부위에 부항을 붙여 혈전을 제거하셨다. 그리고 앞쪽 임맥의 명치와 위장혈 소장혈 배꼽의 양옆 천추혈에 부항을 붙여 찐득한 혈전을 뽑아내고서 침과 뜸을 놓았다.

"뜸이 많이 뜨거운가요?"
"별로 못 느끼겠습니다."

별로 뜨겁지가 않다는 말을 듣고 선생님은 다시 뜸을 붙였더니 그제서야 뜨겁다고 한다. 이제야 차디찬 장내(腸內) 온도가 회복되기 시작하는 모양이다. 그리고 내내 굳어있던 박회장의 무덤덤한 누런 안색과 조바심은 간 곳 없고 차차 불그스레하게 변하면서 얼굴의 근육이 풀어지고 있다. 그리고 10여분이 지나자 뱃속에서 장(腸)의 꿈틀거리는 소리가 꾸르륵 꾸르륵 거리며 시냇물 내려가는 소리가 들리더니 갈수록 요란하다. 불룩한 배를 바라보니 그제서야 천천히 움직인다.

원래 병원의 약이란 석유찌꺼기가 주성분이고 주사 또한 독극물이라는 것을 모르기에 이 고생을 하고 있다. 자연에 존재하지 않은 합성약물이 몸에 해로운 세균만 죽이는 게 아니라 자연치유력을 회복시켜주는 이로운 균도 함께 죽인다. 항생제나 항바이러스제는 일종의 농약으로 이를 몸속에 투여하면 세균만 파괴되는 것이 아니라 정상 세포까지 파괴되어 암이나 심장질환 등 치명적인 질병을 유발시키는 데도 항생제를 마구 처방을 하고 있다. 만성질병이 되면 이득은 결국 누가 보게 되는가?

환자를 죽이는 것은 의학이 아니다. 환자에게 해를 끼치는 것도 의학이 아니다. 병원과 약을 멀리해야 명대로 살 수 있다는 사실은 이제 누구나 다 아는 사실이 되었다.

일주일 후 선생님과 다시 찾은 김소장 2층 사무실에는 박회장 내외가 기다리고 있었다. 얼굴에는 만면에 미소를 띄우며 침대에 누워있는 환자들을 뒤로하고 선생님 팔을 붙들고 마구 흔들더니 복도로 이끌었다.

약소합니다만 받아주세요, 라며 묵직한 봉투를 선생님의 주머니에 찔러 넣는다. 옥신각신 다투는 소리가 요란하다. 선생님께서는 병원에서 고치지 못하는 질병을 고친 것에 대해 대단한 만족과 보람으로 여기신다며 겨우 설득을 하셨다고 한다. 치료를 마치고 부산행 열차에 몸을 싣고서 선생님은 피곤하신지 내내 눈을 감고 계셨다. 달리는 열차에서 피곤한 몸을 뉘이자 잠시 깜빡 잠이 들었다. 어느새 동대구를 지나 부산이 가까워진다.

강팀장의 간장병

삼성의료원에서 예약된 수술 일주일을 앞두고 선생님께 치료를 받고 완쾌가 되었던 부산 라이온스 김회장께서 자신의 사업체 건물 2층에 수 천 만원을 투자하여 치료원을 제공했을 때의 일이다.

김회장은 허리가 너무 아파 삼성의료원에 수술 예약 일주일을 앞두고 선생님께 왔는데, 수술도 배를 가르고 해야 하는 어려움에다 그것도 성공여부를 자신할 수 없다는 의사 말에 김회장은 매우 불안해했다. 거동도 제대로 할 수 없는 지경인데 친구인 생명보험사 소장의 적극적인 권유로 반신반의 떠밀려 오게 되었다.

보험사 소장은 선생님께 침 한방에 들지도 못하던 팔이 금방 나아버리자 친구를 끈질기게 설득을 하였다. 소장의 권유에 몇 달을 망설이던 그녀는 수술 일주일을 앞두고 마침내 서양의술만을 맹신하는 남편 몰래 차를 몰고 동래에 있는 메가마트에 주차하고서 동래역 출구에 있는 치료소로 엉금엉금 기어와서 치료를 받은 뒤 약 한달 만에 완쾌가 되었다.

자신의 위중한 병이 낫자 그래도 믿기지가 않는지 위장병에 몹시 시달리던 여동생을 데려오고, 류머티스에 시달리던 남동생도 데려와 병이 낫자 몹시 신기해했다. 주위에 많은 환자들마다 완쾌가 되고 아내를 못미더워 하는 남편까지 반하자 그녀는 서슴없이 후원자로 나섰다.

초량 대로변 대형건물의 소유자인 그녀는 남편과 상의 끝에 '좁고 비좁은 현재의 치료소보다 주차시설과 교통이 편리한 곳에 치료소를 만들어 드릴테니 장소를 옮겨 보겠냐'는 제의를 했다.

오래도록 망설이던 선생님은 마침내 결심을 하고서 조상대대로 이어오는 뛰어난 우리 민족의술을 널리 알리고 또 국민 스스로가 자신의 생명을 지킬 수 있는 치료선택권을 쟁취하는 의료개혁을 위해 동참하는 작은 실천으로 치료원을 열기로 하였다.

치료원 공사를 하고 있을 때 공사를 맡고 있던 직원이 무엇을 하는 곳인지 물어 보았던 모양이다. 그리고 그는 작업이 끝나자 선생님께 찾아와서 지금 치료를 받을 수가 있느냐고 묻는다. 그리고 자기는 간장에 문제가 많다고 했다. 선생님은 얼굴을 자세히 살펴보더니 안색은 검고 눈동자는 황달기로 덮혀 있고, 등도 간경화증의 증세인 두드러기를 확인하였다.

선생님은 환자의 간 상태가 중증임을 알아차리고 우선 간장으로 통하는 척수 신경회로가 있는 등 뒤의 흉추 5번을 먼저 열었다. 서너 차례 계속하자 쩔어붙은 콜타르 같은 혈전들이 줄줄 나온다. 다시 젖꼭지 바로 밑 간경의 모혈인 기문혈과 명치 위의 거궐혈에 부항으로 사혈을 하셨다. 기문과 거궐에는 얼마 지나지 않았는데 부항자국이 시커멓게 변하면서 탄력 없는 피부가 터져서 수포가 생기기 시작한다. 일주일 후에는 소화기능을 돕는 위장의 중완혈, 소장의 관원혈과 대장의 천추혈에 부항을 붙이셨다.

치료할 때마다 올라오는 역한 냄새와 메시꺼운 암모니아, 메탄가스 등을 피해 숨을 참느라 고생이다. 부항과 침관을 타고 스멀스멀 새어 나오는 묵은 가스에 코가 간질간질 하고

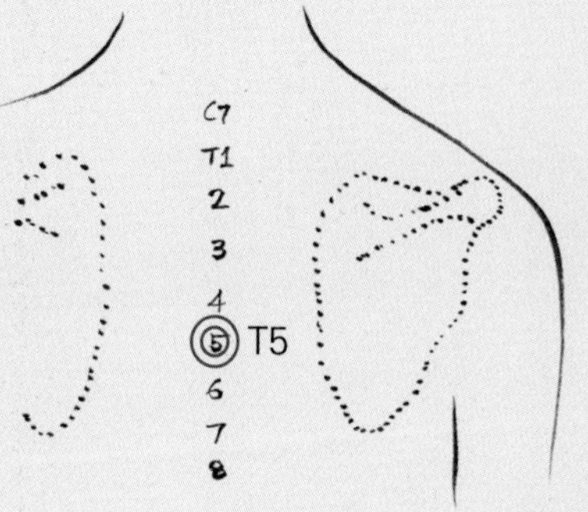

① 등뒤 간장으로 통하는 견갑골 중앙의 흉추5번을 먼저 사혈부항을 합니다.
② 앞쪽 젖꼭지 아래에 있는 간의 모혈 기문혈과 거궐혈에 사혈부항을 합니다.
③ 앞쪽의 중완혈과 배꼽 아래 관원혈과 배꼽 양옆 천추혈에 사혈부항을 합니다.

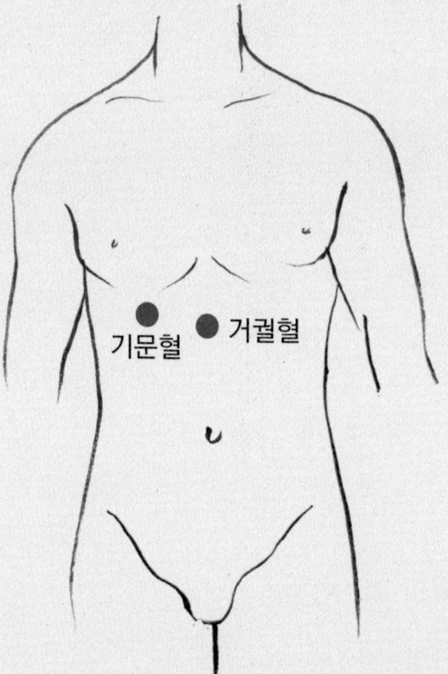

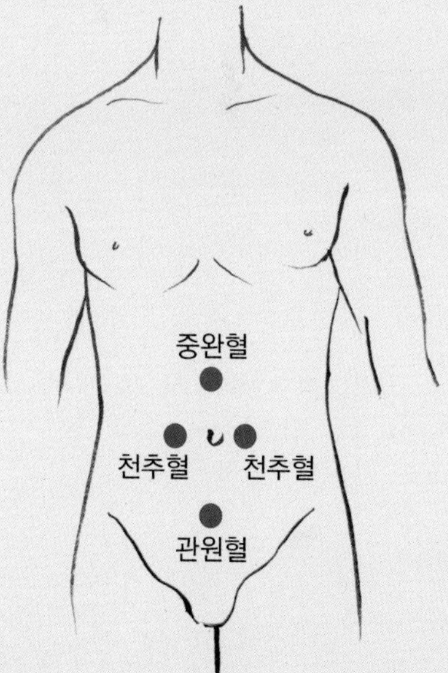

재치기를 하신다. 그동안 부패한 장속에 차 있었던 유해한 가스들이 올라올 때마다 창문을 열고 환기를 시킨다. 체격도 좋고 남자답게 생긴 그에게 선생님은 물어보았다.

"술을 많이 드시지요?"

그는 웃으면서 고개를 끄덕인다. 공사 팀장 강○호 씨는 성격이 활달하고 구수한 언변과 술을 좋아해서 주위 동료들과 자주 어울리는 바람에 술자리가 잦았다. 그의 간장은 소화불량과 가슴이 답답하거나 배에 까스가 차고 구역질과 변비증상, 술에 약해지고, 대변색이 황갈색이 아닌 잿빛에 가깝고 소변은 누렇고 지린내가 많이 나며 거품이 인다.

매사에 피로하고 일에 대한 의욕이 없으며 양기부족과 권태감이 온다. 얼굴에 기미가 끼고 실핏줄이 보이며 두드러기나 피부 가려움증이 있고 빈혈, 탈모 현상과 감기에 자주 걸린다. 코와 잇몸, 항문에 피가 날 때도 있고, 정신이 멍하며 기억력과 집중력이 떨어진다.

선생님은 복수가 차서 고생하는 중증의 간장병 환자들도 수 없이 구했는데 그들을 살려낸 경험으로 예를 들자면 환자들 대부분이 오른쪽 대장의 천추혈이 막혀 있었다고 한다. 오른쪽 대장의 천추혈에서 변이 오래도록 고이는 변비로 인해 농축된 똥독의 독소와 가스들이 바로 위에 있는 간장을 망가뜨리는 주요 원인으로 작용한다고 한다. 이렇게나 중요한 천추혈인데도 치료를 한다고 하는 많은 사람들은 모르고 있다.

일주일마다 사혈과 침 뜸을 하면서 그동안 기름진 육식과 술을 자주 마신 사람들에게는 올리브유를 쥬스에 타서 마시면 상한 간장과 담낭에 엉긴 콜레스테롤 덩어리와 결석을 분해시키는 기적의 간 청소법을 인터넷으로 검색해서 집에서 직접 해보면 좋다고 말씀하셨다.

첫 날 치료 후 사흘 후에 오라고 했는데 그는 이틀 만에 다시 왔다. 그리고 그 다음날에는 동료를 데리고 같이 왔다. 선생님은 '약속한 치료일에 오지 않고 어째서 당겨서 오느냐'고 했더니, 그는 '아픈 동료들이 하도 많아서 데리고 왔다'며 너스레를 떤다. 그러더니 침대에 누워서 사실대로 이실직고를 한다.

"선생님, 사실은 제가 간경화에 걸려서 대학병원을 오랫동안 다녔지만 차도는 없고 단지 고용량의 '우루사' 처방 외에는 별다른 치료법도 없고 낫기는커녕 갈수록 병이 더 심해졌습니다."

"아이고, 저런."

"그런데 선생님께 치료를 받고 나서부터는 몸이 달라지기 시작했습니다."

"어떻게 달라졌습니까?"

"선생님께 치료를 받고 나서부터는 아침에 일어나지 못하던 내가 수월하게 일어났고 온 몸에 난 두드러기나 가려움도 훨씬 가라앉았습니다."

"이제 병이 나으려나."

"전에는 희망도 없고 해서 마 이대로 칵 죽어 뿔라고 날마다 소주를 마셨는데 이제는 끊었습니다."

"당연히 그래야지요."

그동안 혹독한 병마에 휘둘리고 고통의 날들이 얼마나 길었을 것인가는 본인 외에는 아무도 알 수가 없었으리라. 열심히 살아왔던 날들이 어느 날 갑자기 끝이 나려 하는데, 나의 길 나의 인생이 갑자기 멈추려는데, 그 누구도 알 수 없는 벼랑 끝에서 얼마나 마음고생이 심했을까.

"그래서 어제는 집에 있는 술병도 다 버리고 마음을 고쳐 먹고 정리를 싹 다 했습니다."

"잘 하셨습니다."

오랫동안 공사에 몸담았던 그들은 경기가 봄날이던 날에 날마다 질펀한 회식으로 세월을 보냈다. 그러던 것이 이제 오십 중반이 되자 몸 이 곳 저곳에서 탈이 나기 시작했다. 그랬던 그가 자연치유 민중의술을 시작한지 약 석 달 만에 정상으로 돌아왔다. 병원에서 검사받고 가져온 정상적인 간수치의 진단서를 들고 희색이 만연하여 선생님께 달려왔다.

"선생님, 너무 기쁩니다."

"그래요, 나도 기쁩니다."

"선생님 술 한 잔 하십시다."

"뭐? 뭐라고?"

몇 달 후 그는 다른 영업소로 옮겨갔다. 그 곳에서 그는 동료직원들에게 그간의 겪었던 자연치유의 신기한 체험담을 털어 놓았다. 강팀장의 질병은 회생불능으로 알았던 동료들은 기적 같은 일에 놀라고 자신들의 건강도 은근히 염려가 되었다. 그래서 서로 의논을 했던지 영업소 옆에 있는 빌라를 전세 내어 왕진 치료를 요청 해왔다. 직원들 근무가 3교대로 ABC 조로 나뉘었는데 소문이 나자 그들에게 딸린 식솔들도 모두 와서 치료에 매달렸다.

그들은 출근하면 아침 체조부터 하는데 상당수가 거동이 불편하여 제대로 하는 사람들이 없다며 서로 마주보며 킬킬거리며 웃는다. 조별 팀장의 인솔아래 치료를 마친 직원들은 의례히 음식을 맛있게 하는 식당에서 저녁을 먹었다. 선생님은 마지막 환자들 치료를 다 마치고서야 합류를 하게 되었는데 그럴 때마다 동료들은 얼큰하게 이미 취한 강팀장이 마셔버린 빈 술병을 상에 올리며 헤아리기 시작한다.

아무리 타일러도 소귀에 경 읽기다. 그도 그럴 것이 일을 마치면 배가 출출한데다, 비록 집이 지척에 있지만 교통체증이 심한 퇴근 시에는 꼼짝도 않는 도로사정으로 인해 배가 고플 수밖에 없다. 그러니 자연스럽게 동료들과 어울린 저녁상의 소주는 달달한 꿀이 되어 만취가 되기 십상이다. 나도 한편으로 이해는 되나 딱했다. 그러나 능글맞은 강팀장은 농담반 진담반으로,

"선생님이 계시는데 뭐가 걱정입니까. 하하하."

그는 영락없는 물가에 내놓은 아이 같았다. 그때 같이 치료를 받은 많은 동료직원들과 그의 식솔들이 모두 건강해져서 기억에 오래도록 남아있다.

전사장의 심장병

1955년생 전병기 사장님은 부산 자갈치에서 큰 뷔페식당을 경영하는 사람인데 무르익은 화창한 봄 어느 날 선생님께 전화가 왔다.

"원장 선생님이시죠?"
"네 그렇습니다만,"
"제 선배에게 소개를 받고 전화를 드립니다."
"선배님 존함이 어떻게 되시죠?"
"고위층에 계시는 아무개 입니다."
"아, 네 그러세요."

그는 전화상으로 자신의 증세를 장황하게 설명 한다. 업소가 신축 건물 5층인데 올라갈 땐 숨이 차서 제대로 오를 수가 없으며, 요즘 들어서 잠도 제대로 잘 수가 없다고 하소연을 한다.

"왼쪽 가슴주위에 뻐근한 통증을 느끼며 죄지은 일도 없는데 늘 불안하고 초조하고 깜짝깜짝 잘 놀라기도 하고 바쁜 일이 있어도 빨리 걷지도 못합니다."

그러한 '전사장'은 며칠 후 광안리에 있는 큰 병원에서 우리나라 심장수술 권위자 전문의로부터 심장 수술을 받기로 예약이 되어 있는데, 굳이 선배님이 '내가 보내서 왔다' 하고 선생님께 가보라는 것이다.

"어떻습니까? 치료가 가능하겠습니까?"
"네, 일단 한번 만나 봅시다."

이튿날 커다란 승용차를 몰고 온 그는 들어와서 이리저리 살피고는 입맛을 쩍쩍 다셨다. 실망하는 낯빛을 노골적으로 드러낸다.

"아니, 정말 여기서 고칠 수가 있겠소?"
"치료는 해봐야 알지요."

'정말로 자기 병을 고칠 수가 있겠느냐?'며 재차 다그치는 바람에 웃었다. 내심 불쾌했지만 애써 웃음 지었다. 잠시 생

각을 하든 그는,

"알겠소, 다음에 한번 연락하리다."

하면서 치료를 하지도 않고 갔다. 돈이 많은 재력가가 보기에는 대한민국에서 난다 긴다 하는 병원의 의사들과 상대를 하다 보니 허술한 곳이라 여겨지는 곳에서 치료한다는 것이 신뢰가 가지 않는 모양이다. 충분히 그럴 수가 있겠다 싶은 선생님은 예사로이 넘겼다. 그런 그가 선배로부터 무슨 꾸지람을 들었는지 그 이튿날 다시 전화가 와서 미안하다며 다시 오겠다고 한다.

"죄송합니다. 잘 부탁드립니다."
"알겠습니다."

선생님은 진맥도 할 겸 '전사장'을 침대에 눕히고 양젖꼭지 중간지점의 전중혈을 살짝 누르자마자 '악-' 하는 비명을 지른다. 그의 목소리는 내내 쉰 소리만 내고 있었다. 선생님은 등 뒤 목이 끝나는 지점인 고개를 숙이면 툭 튀어 나오는 대추혈 바로 밑 흉추 2번이 심장으로 들어가는 관문인데 그곳을 먼저 열었다. 그리고 돌아 눕혀서 전중혈에서 살짝 인쪽

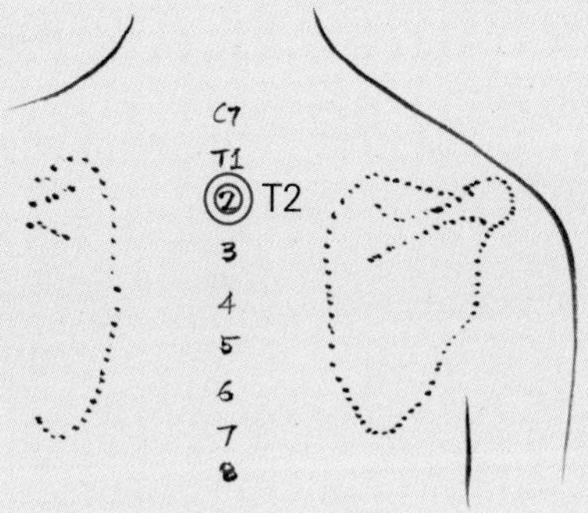

① 등 뒤 어깨선과 일치하는 목의 중앙 툭 튀어나온 대추혈 밑 심장으로 통하는 흉추 2번을 먼저 사혈부항을 합니다.
② 앞쪽 젖꼭지 사이에 있는 심장의 모혈 전중혈에 사혈부항을 합니다.
③ 일주일 후에는 앞쪽 전중혈 아래 거궐혈에 사혈부항을 합니다.

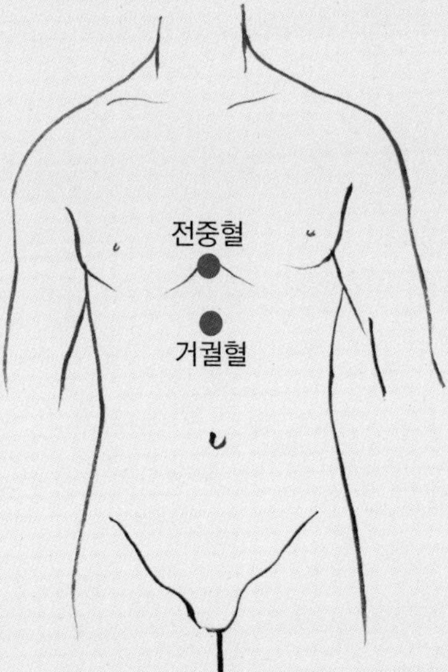

에 위치한 심장 우에 부항사혈을 했다. 첫날부터 심장 부위에서는 시커먼 혈전이 끊임없이 부항 컵에 엉겨 붙어 나왔다. 약 1시간이 지났다.

"아, 시원한 느낌입니다."
"그렇지요?"
"네, 숨을 내쉬는 것도 한결 수월합니다."

치료를 받으면서 그는 같은 말을 반복했다. 며칠 후 치료 둘째 날은 명치끝 거궐혈에 사혈을 했다. 세 번째 날에는 위장의 중완혈과 대장의 천추혈, 소장의 관원혈에 집중적으로 했다. 심장이 이상하다고 병원에서 의사들은 심장만 들여다보는 것은 한마디로 넌센스다.

자연치유에서는 인체를 상호 유기적 연결 속에서 통일된 전체로 파악하는 입장인데 반해, 양방의학은 기계론적 사고관으로써 부분만을 보는 한계로 인해 치유가 어렵다. 사람을 전인적으로 치유하지 못하고 전문화, 세분화하여 부분적으로만 치료하고 있는 실정이다.

각설하고 부정맥의 증상으로는 두근거림, 빠르거나 느리거나 불규칙한 맥박이 있으며 건너뛰거나 빠지는 맥박, 가슴통증 혹은 답답감, 호흡곤란, 어지러움, 피로감, 운동능력 저하, 실신 등의 증상으로 나타난다.

약 한달 후, 모든 것이 정상으로 돌아온 '전사장'은 완전한 치유가 되었다고 기뻐했다. 건강을 되찾은 후 확인도 해볼 겸 한달 전 수술을 예약한 병원으로 갔다. 재검을 받기 위해 침대에 누웠다. 의사들은 왜 이제 왔느냐고 나무라며 재촬영을 하였는데 모두 깜짝 놀란 모양이다. 관계자들은 불과 한 달 사이에 이상이 없는 깨끗한 심장에 깜짝 놀라서 우왕좌왕 난리가 났다.

침대에 누워서 병원의 직원들을 지켜보던 '전사장'은 터져 나오는 웃음을 참고 벼르고 있었다. 놀라운 시간은 흐르고 의사들은 아무 말도 못하는 꿀 먹은 벙어리 신세가 되었고, 대신 눈치가 빠르고 몸이 가벼운 사진 촬영기사가 와서 말을 하기를,

"전사장님 아무런 문제가 없으니 수술은 안 하셔도 된답니다."

"그래?"

성미가 무척이나 괄괄한 그가 가만히 있을 리가 없다. 그는 침대에 누운 채 그들이 들으라며 큰소리로 선생님께 전화를 했다.

"선생님, 나 지금 병원에 있는데 심장이 정상이라고 합니다. 그러니 앞으로 어떠한 심장병 환자가 오더라도 주저하지 마시고 선생님의 방식대로 치료를 하세요. 지금 나는 심장이 너무 깨끗해서 아무런 문제가 없답니다."

옆에서 듣고 있는 의사들의 낯빛은 백지장처럼 창백해 졌다. '전사장'은 더욱 더 큰소리로 외친다.

"내가 그동안 얼마나 많은 시간과 치료비를 허비해 가면서 고생을 했는지 이루 말을 다 할 수가 없습니다. 이것들한테서 도대체 어떻게 보상을 받을 수가 있는지 한번 알아봐야겠습니다."

고함 소리는 점점 격해진다. 그는 이제 쌍욕까지 섞어서 목소리를 높인다.

"아이고, 전사장님, 제발 소리치지 마시고 나와서 이야기

좀 합시다.”

선생님은 흥분한 그를 만류하느라 온갖 말로서 달랬다. 이러다가 싸움에 커질까봐 은근히 걱정이 되었다. 그러나 한편으로는 ‘전사장’이 그동안 겪었던 온갖 고초와 마음고생도 이해가 되었다.

상기씨의 중풍

중도(中道)는 어느 쪽으로도 치우치지 않은, 중립(中立)은 어느 쪽에도 치우치지 않고 중간적 입장을 지킨다는 뜻이다. 중용(中庸)은 과하거나 부족함이 없이 떳떳하며 한쪽으로 치우침이 없는 상태나 정도를 가리킨다.

우리 몸의 혈액도 치우침이 없는 상태가 좋은데 나이가 들면 주로 중심 되는 허리의 혈관이 막혀 상반신에만 피가 몰려 내려가지 못하니 혈압이 높고 반대로 하반신은 혈액이 부족하여 뛰는 것도 걷는 것도 점점 힘들어 진다.

찬란한 햇살이 눈부신 아름다운 날에, 한 집안의 가장은 쓰러지고 가족들은 천당과 지옥을 오르내리고 있었다. 1958년 생으로 김해에서 단란한 가정을 꾸리고 오손 도손 살고 있던 김상기는 갑자기 중풍으로 쓰러져 김해시 종합병원에 입원을 하였다.

입원한지 이틀이 지났으나 차도는커녕 점점 혼수상태가 되어가자 병원에서는 부랴부랴 다음날 서울 삼성의료원으로 환자를 싣고 가려고 앰블런스 등 만반의 준비가 되었다. 그러던 차에 선생님께 치료를 받았던 김해 여학교에 근무하는 유선생님의 적극적인 권유로 환자의 아내가 다급하게 울먹이는 소리로 전화를 걸어왔다.

"선생님, 김해시 여학교 유선생님의 소개로 전화를 드립니다."

말소리에 울음기가 섞였다.

"아, 네 그러세요."
"저희 아저씨가 중풍으로 병원에 입원중인데 차도가 없어 선생님께서 살려 주셔야겠습니다."

흐느낌의 하소연은 계속해서 그렇게 울려 나왔다. 그 시각에 선생님은 중앙동 '환경운동연합'에서 강의를 하고 있던 중이어서 지금은 어쩔 수 없으니 내일 아침 일찍 오시라고 했다. 그녀는 환자의 상태가 급박하다며 사정을 하지만 하던 강의를 중도에 파하고 자리를 뜰 수도 없는 처지였다.

이튿날 환자는 아내와 여중생인 딸에게 기대어 지팡이를 짚고 다리를 질질 끌면서 겨우겨우 치료소에 들어섰다. 키가 큰 환자의 삐쩍 마른 다리는 후들거렸고 바지춤 아래는 새어 나온 오줌으로 젖어 있었다. 눈동자는 초점을 잃었고 말문은 이미 닫은 혼수상태에 가까운 상태였다. 야위고 가는 목에 허약한 핏줄들이 얼기설기 얽혀 있었다. 핏줄은 살 위로 드러나 보기에도 불편했다.

선생님은 먼저 가위로 정수리의 머리카락을 자르고 다시 면도기로 밀어서 백회에 부항을 붙였고, 하의를 내려 환자의 몸 중간지점인 잘록한 허리에 부항을 붙여 상반신과 하반신의 혈액이 소통이 잘되도록 막힌 부위를 뚫었다. 그리고 발바닥 용천혈에서 역시 부항을 걸어 상체에서 하체로 내려오도록 힘껏 압을 가하셨다.

사람들은 평생을 허리를 굽혔다 폈다를 하기 때문에, 허리 부분이 탈이 나서 너나없이 허리가 아프다. 그리고 심장에서 발끝까지 혈액이 위아래 즉 상반신과 하반신에 골고루 흘러야 하는데 허리 중간이 막혀서 상반신에만 고여 있고 하반신은 늘 피가 모자라서 다리에 힘이 빠지는 것이 노화 현상이다.

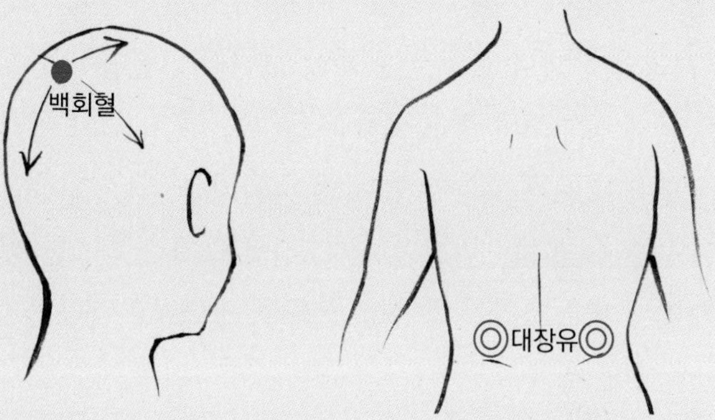

① 머리꼭대기 정수리 백회혈에 가위로 잘라내고 약 5번 사혈부항을 합니다.
② 상반신과 하반신의 중간밸브 자리인 대장유 자리도 동시에 사혈부항을 합니다.
③ 고여 있는 상반신의 피를 하반신으로 끌어내리기 위해 발바닥 용천혈에 사혈부항을 합니다.
④ 소화를 돕고 기운을 북돋우는 중완혈과 관원혈과 천추혈에 사혈부항을 합니다.

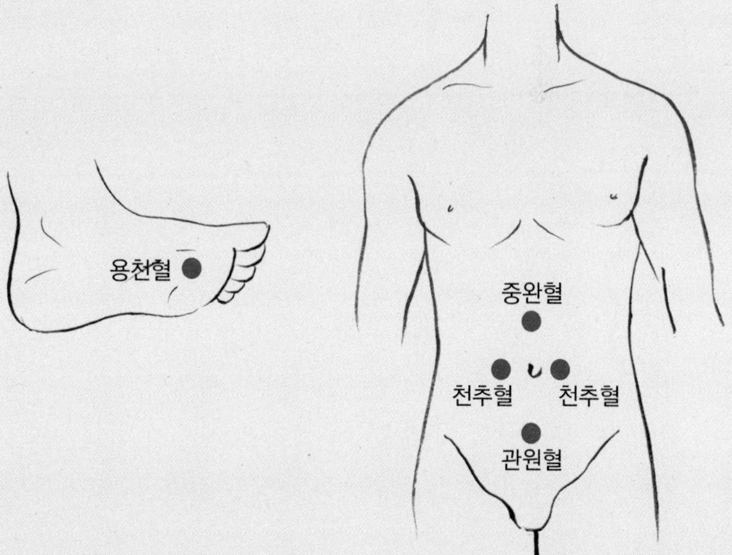

허리와 상체 부위는 항상 피가 고여서 고혈압이나 두통 중풍 등에 노출되어 있고 어깨는 늘 뻐근하다. 허리 아래 다리나 발에는 피가 모자라 힘이 없어 걷거나 뛰는 것이 힘이 들고 틈만 나면 앉으려고만 한다. 사람이 자주 걷기만 해도 장이 좋아지고 소화력이 왕성 해진다. 장(腸)이 약하면 만병의 근원이다.

위와 같은 방법으로 수차례 반복 치료를 시작한지 약 한 시간이 지났을까. 환자는 이윽고 눈을 지긋이 뜨더니 좌우를 살피기 시작한다. 그리고 머리맡에 있는 부인과 딸을 번갈아 보더니 비로소 딸의 이름을 부른다.

"영주야."
"아빠."

아버지와 딸은 서로 부둥켜안으며 소리 내어 울음을 터트린다. 눈은 움푹 꺼지고 이빨은 드러나서 비록 볼품은 없으나 딸에게 소중한 아빠가 되살아나서 기뻐서 눈물을 흘리고 있었다. 선생님은 치료하느라 긴장을 했든지 부녀간의 뜨거운 장면을 보면서 나른한 피로감으로 잠시 눈을 감고 졸고 계신다.

그가 치료를 마치고 절을 하면서 나갈 때는 올 때와는 달리 지팡이는 버리고 가족들과 같이 혼자 힘으로 걸어 나갔다. 병원으로 돌아가서 밥도 잘 먹고 잠도 잘 자고 용변도 혼자서 처리하고, 그리고 환우들과 어울려서 평소 장난기 많은 쾌활한 사람으로 되돌아 왔다고 한다.

그런데 우리가 참으로 이해가지 않는 것은 혼수상태에 빠져서 생사를 헤매이고 별다른 치료 방도가 없어 손을 놓은 의료진이 서울 삼성의료원으로 이송하기로 되어 있는 환자가 어디엔가 다녀왔다가 돌아와서 정상적으로 걸어 다닌다면 한바탕 소동이 있어야 정상인 것이다.

머리에도 허리에도 치료자국도 뚜렷한데 하루 만에 못 먹던 밥도 먹고 환우들과 어울려 돌아다닌다면 그동안 환자를 치료하려 애썼던 담당의들은 도대체 어디서 어떻게 무슨 치료를 하였기에 이렇게나 달라졌는지를 물어는 봐야 할 것이다. 그러나 일언반구도 없이 모르쇠로 눈감고 있다는 것이다. 명색이 의료인들이라면 수치스럽거나 부끄러워하기 이전에 다양한 의술의 원리와 이치를 살펴야 할 것이다. 참으로 신기한 일은 지금 이 병원에서는 모두가 장님이 되고 벙어리가 되었다는 사실이다.

그런데 그가 환우들에게 용한 데가 있다며 소문을 내기 시작하자 그제서야 병원에서는 그에게 내려졌던 외출금지에 이어 퇴원조치 까지 내린다. 당황한 '상기'씨에게서 전화가 왔다.

"선생님 어떻게 하면 좋을까요?"

"퇴원하지 말고 아프다고 하면서 그냥 있으면 됩니다. 부인이 식당에 나가 돈벌이를 하고 있으니 직접 밥을 해먹기도 어렵고 하니까 병원에서 주는 약은 먹지 말고 그냥 숙소라 생각하세요. 밥 먹고 잠만 자는 것으로 생각하세요."

사실이지 그 곳은 거금을 내고 먹고 자는 호텔이지 정말 아픈 사람들의 병을 얼마나 고칠까? 나는 엄청난 크기의 높다란 병원 앞을 지나칠 때마다 이처럼 드는 생각은 좀처럼 지울 수가 없다.

서양의학의 치료법은 온갖 검사를 거쳐 병명을 주고 약물, 수술, 방사선, 물리요법 등으로 다스려도 효과는 적고 근본 치유가 되지 않는다. 치열한 탐구와 엄청난 사회적 지원에도 불구하고 종양, 당뇨, 고혈압, 간염, 관절염, 변비, 소화불량

등 어느 것 하나 해결하지 못하고 있다.

그런 만큼 모든 병은 수술이나 약이 전부가 아니라 몸의 자연치유력에 의해 낫도록 하는 치료방법도 강구해야 할 것이다. 정부와 정치인, 의사, 시민단체를 중심으로 국민이 건강하게 살 수 있는 방안을 마련해야 한다. 자연치유 치료법의 보급이 그 첫걸음이 될 것이다.

장준위의 통풍

깊은 바다 밑에서 오랫동안 견뎌야 하는 잠수함 승조원인 장준위는 1970년생으로, 길을 걷다가 발가락이 하도 아파서 정형외과에 갔다. 진단을 받으니 발가락에 고름이 차 있다는 말을 듣고서 고름 검사를 하고 병원에서 처방해 주는 진통 소염제로 치료를 해왔다.

아무리 치료를 하고 세월이 흘러도 낫기는커녕 8~9개월 주기로 왔던 통증이 6~7개월의 간격으로 통증은 더해 갔다. 통증이 심할 때는 2~3일 동안 지속적으로 뾰족한 바늘로 마구 쑤시는 아픔으로 바닥에 발을 디딜 수가 없었다. 오죽하면 바람만 불어도 아파서 못 견딘다는 통풍이겠는가.

자고 일어나는 새벽이면 무릎 앞뒤로 통증이 오면서 다리마저 펴지도 굽히지도 걷지도 못하게 되어 대형병원의 류마티스 전문병원으로 가서 정밀 혈액검사를 받았다. 통풍치료

요산수치 검사결과가 평균 혈중 요산의 정상범위는 7㎎/dL 미만 이하가 정상인데 8.9㎎/dL의 높은 수치가 나왔다.

"아니, 도대체 이 지경이 되도록 치료도 안하고 뭘 하고 있었어요?"
"여태까지 병원 치료를 받았습니다."

건성으로 말하는 의사는 왜 방치를 했냐며 환자의 말은 듣지도 않는다. 여지껏 병원에서 병원으로 죽기 살기로 매달려 왔는데 이런 소리를 듣다니 참으로 어이가 없었다고 한다.

오염된 더러운 피를 내보내야 건강한 몸으로 편안하게 살 수 있다는 말은 동서고금의 진리이다. 대장이 고장 나면 똥독으로 병이 나고 신장이 고장 나면 오줌독으로 병이 난다. 망가진 몸으로 아등바등 사는 날에, 사람은 삶다운 삶을 살아보지도 못한 채 고통으로 얼룩진 비참한 생을 살아갈 뿐이다.

혈전을 부인하는 의사들의 말은 형체가 모호한 신기루와 같다. 피를 말하는 이중적인 잣대는 다국적 제약사들과 시골의 의사들에 이르기까지 지구촌 곳곳에서 앵무새와 같은 말만 되풀이 하고 있다. 이들은 수시로 그들이 장악한 언론에 나와서 피를 빼내는 것은 위험하다고 한다. 살아있는 건강한 생혈이 아닌 혈관에 들러붙은 피 떡을 제거하는데도 말이다. 그렇다 치더라도 헌혈할 때 320cc는 되고 사혈은 헌혈의 1/5도 안되는데 그것도 생혈이 아닌 혈관에 쪄들어 붙어 혈관을 막고 있는 오염된 혈전을 뽑는데도 말이다.

그들은 또 피는 몸 밖으로 나오면 굳는단다. 과연 그럴까? 처음 빼내는 표피층의 맑은 생혈은 오랜 시간이 지나야 비로소 굳는다. 혈전은 나오기 전에도 이미 산소를 잃어 적혈구끼리 뭉쳐서 찐득하게 나온다. 의사들이 말하는 혈전은 어떤 것이란 말인가? 혈관에 찌들어 붙은 혈전은 부항으로 오래도록 압을 가해야 비로소 떨어져 나온다. 양방의사들의 억지는 대꾸할 가치조차도 없다.

"자, 약을 처방해 줄테니 규칙적으로 빠짐없이 드셔야 합니다."

"고맙습니다. 안녕히 계세요."

이 병원에서 처방해 주는 '자이로리'나 '콜키친' 이라는 통통약을 복용하기 시작했다. 약을 먹어도 2주간 통증이 지속

되었으며 3~4개월이 지나도 낫기는커녕 증상은 날로 악화되었다.

그렇게 끝없는 고생만 하고 있던 어느 날, 발을 삐어 고생을 하다가도, 치질로 오랜 고생을 하다가도, 비염으로 재채기를 달고 살다가도 선생님께 오면 신기하게 나아버리는 진해에서 자영업을 하는 공성욱 친구를 만나 고민을 털어 놓게 되었다.

"뭘 그깟 통풍으로 쩔쩔 매는가?"
"나을 수가 있겠는가?"
"내가 자네를 기가 막힌 곳으로 데려다 줄게. 잠자코 따라오기나 혀."

군부대에 휴가를 낸 '장준위'를 공사장이 데리고 왔다.

"선생님, 제 친구인데 잘 부탁드립니다. 그리고 저는 바빠서 이만 가볼게요. 천천히 오래도록 고생을 시키세요."

선생님은 '장준위'가 상상도 못하는 자연치유로서 통풍을 낫게 할 수가 있다고 하였다. 그것은 우리 몸 체세포의 배설

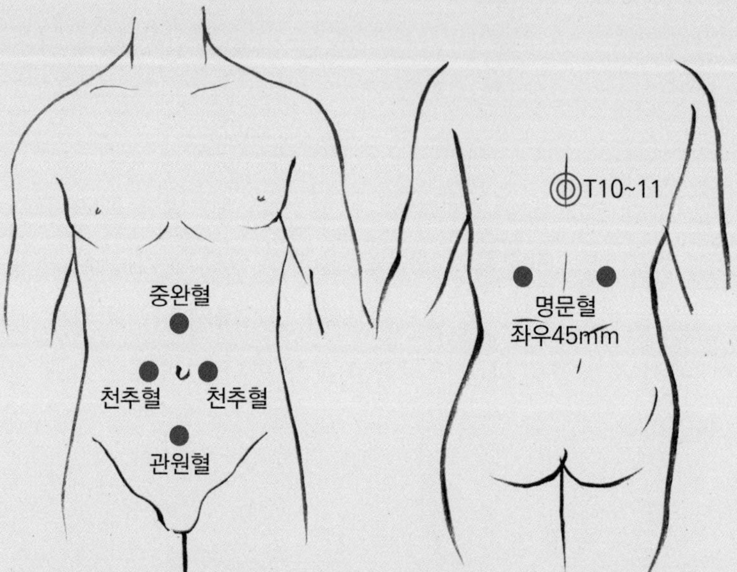

① 소화를 돕고 기운을 북돋우는 중완혈과 관원혈과 천추혈에 사혈부항을 합니다

② 등뒤 신장으로 통하는 흉추 10번~11번과 명문혈에 사혈부항을 합니다.

③ 엄지발가락 옆 무지외반증 자리에 사혈부항을 합니다.

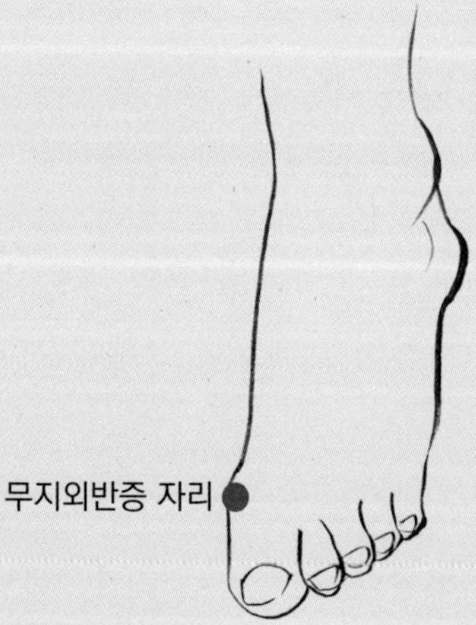

물이라고 할 수 있는 요산과 요소를 거르는 신장이 제 기능을 하지 못해 생기는 병이다. 즉 콩팥의 사구체가 막혀 있으면 정수기의 필터가 막혀 있는 것처럼 요산을 거르지 못해 생기는 병이라고 했더니 단박에 말귀를 알아듣는다. 그리고 여러 자료를 보여 가며 신장을 고칠 수 있는 자연치유에 대해서 설명을 했더니 '선생님만 믿고 따르겠다'고 한다.

여기서도 누차 강조를 하지만 모든 치료는 근본적으로 인체의 에너지 발전소인 위장과 소장 그리고 대장을 먼저 살펴보아야한다. 모든 질병의 원인은 장에서 부터 시작한다. 예상대로 대장이 제 기능을 못하고 있다. 알 수 있는 방법은 촉진과 더불어 우선 위장혈 중완과 소장혈 관원혈과 대장혈 천추혈에 침을 놓거나 부항을 붙여보면 알 수가 있다. 건강하지 않으면 해당 부위가 굳어서 침이 저항을 받는다든지 부항자리의 색깔이 시커멓게 변한다.

그렇게 시작한 치료는 엄지발가락 옆에 퉁퉁 부어있는 부기와 혈전부터 뽑아내고 위장, 소장, 대장치료를 끈질기게 하였다. 치료를 시작한지 약 보름 만에 식욕도 생겨나고 피로감도 없어진다고 한다. 그리고 약 한달 후 비로소 콩팥을 치료하기 시작했다. 5월 첫 주부터 시작된 치료는 두세 번까지는 너무 피곤하여 집에 도착하기만 하면 곧바로 쓰러져 잠이 들었다. 8회째가 되어가자 갈수록 점점 몸이 가벼워지고 밥맛도 생겨나기 시작한다. 갈수록 몸은 맑아지고 통증은 약해졌다.

그리고 망가진 신장 사구체 청소를 위한 레몬요법을 일러주었다. 레몬은 공복 혈당을 없앨 뿐만 아니라 석회를 녹인다. 간석, 이석, 담석, 모두 녹인다. 레몬은 비타민C, 칼슘, 칼륨, 마그네슘이 많고, 다이어트에도 도움이 되며 깊은 숙면에 좋다. 절대로 정제 비타민을 먹지 말고 레몬과 자몽, 오렌지, 사과, 석류… 등을 먹어야 한다. 제약회사에서 만든 영양제가 아니라 자연이 선사한 과일을.

약 3개월 후, 드디어 그 지긋지긋한 통증은 사라지고 그토록 그리던 온전한 몸이 되었다. 하늘로 훨훨 날아오르는 기분이 되었다. 그동안 절뚝거리면서 짚고 다니던 목발을 던져 버리고 마음껏 활보를 한다. 사랑스런 아내와 두 딸이 소중한 아빠를 껴안고 같이 팔짝팔짝 뛰었다고 전한다. 수년이 지나도록 틈만 나면 고맙다는 감사의 안부 인사를 선생님께 전해 온다고 한다.

암환자의 쾌유

만물이 소생하는 춥지도 덥지도 않은 싱그러운 봄날, 이팝나무에는 흰 쌀밥 같은 하얗고 소복한 꽃이 만발하였다. 샛노란 새싹들은 어느새 짙은 연두색으로 갈아입고 이파리는 햇빛을 받아 눈이 부시게 반짝거린다. 이날도 선생님은 여느 때와 마찬가지로 아침운동을 하러 뒷산에 있는 공원을 올랐다.

한참 땀 흘려 운동을 하고 있는데 누군가가 철봉대 밑에서 쭈그리고 앉아서 숨을 몰아쉬고 있었다. 선생님은 그와 마주치자 희한하게도 낯이 익은 잘 아는 사람으로 보여서 예사롭게 물었다고 한다.

"김사장님은 어디가 아프세요?"

하고 물었더니, 그는 기다렸다는 듯이 거침없이 내뱉는다.

“나는 현재 중병에 걸려 길어야 3개월 밖에 살지 못한다는 의사의 판정을 받은 사람입니다. 오랫동안 집에서 드러누워만 있다가 죽을 때 죽더라도 갑갑해서 이 나즈막한 산을 7번을 넘게 쉬어가며 올라왔습니다.”

선생님은 무엇에 홀린 듯 무슨 병이냐고 묻고 있었다고 한다. 그는 임파선암, 대장염, 심장병, 신장병 등 많은 병을 주렁주렁 달고 산다면서 선생님을 의아하게 바라본다. 선생님은 한참 말을 섞고도 그제서야 뒤늦게 생면부지의 사람임을 알아차렸다고 한다. 일면식도 없는 전혀 모르는 낯선 사람이었다. 순순히 대답을 하던 그가 불쑥 물었다.

“선생님은 뭐하시는 분입니까?”
“아 네, 그냥 운동하러 온 사람입니다.”

평소 선생님은 좀처럼 아무에게나 신분을 밝히지 않는데 선생님이 먼저 말을 건네 놓고 금방 엉뚱한 소리를 할 수가 없어서 그냥 치료에 관심이 많은 사람이라고 얼버무렸다. 그리고는 자연치유와 우리 민족의술에 관심을 가지는 것이 좋을거라는 말만 하고 자리를 뜨려 했다.

그런데 그 역시 현재 자연치유와 민중의술에 대해서 지대한 관심을 갖고 있는 사람으로 의료전담 재판관인 '황종국' 부장판사님의 저서 '의사가 못 고치는 환자는 어떻게 하나?'라는 책을 읽었다며 선생님을 꽉 붙들었다. 누런 얼굴로 눈이 움푹 꺼진 그는 보기에 딱했다고 한다.

"아하, 그 책을 보셨구나. 잘 하셨습니다. 저도 말하자면 그런 자연치유를 하는 사람으로 '황판사님'을 존경하는 사람입니다."

"아이고, 그러세요? 선생님 제발 제 병도 좀 보아 주세요."

"네, 그러면 한번 보기나 합시다."

"감사합니다. 고맙습니다."

그는 너무나 절박해 보이기도 하거니와 도저히 외면할 수가 없게 매달렸다. 선생님은 그 당시 사람을 움직이는 가장 강력한 힘은 사람의 마음이 아닐까라는 생각이 들 정도였다고 한다. 인간의 의식이나 염원이 현실을 창조한다는 양자물리학의 법칙처럼 무엇이든 간절하면 이루어진다는 것. 나중에 생각해보니 선생님은 생면부지의 세상 절박한 그에게 이끌려 간 것이다.

"저는 이 산 아래 아파트에 살고 있습니다."

"네, 저도 바로 그 옆에 있는 맨션에 살고 있습니다."

"잘 됐네요."

선생님은 운동을 마치고 집에 와서 아침식사를 하고 있는데 그가 벨을 누른다. 뒤따라 왔던 것이다. 근처 맨션에 살고 있는 최동수는 한때 세일즈맨으로 돈을 많이 벌어 정수기 사업을 하다가 88올림픽을 앞두고 수질문제의 논란에 휩싸여 대다수의 정수기 사업자들이 파산을 맞았다. 소송으로 스트레스와 지친 몸으로 건강을 잃었다. 모든 것을 한꺼번에 잃은 뒤로 몇 년 간을 식사다운 식사를 하지 못하고 삶에 대한 의욕도 잃었다.

그러한 그에게 선생님은 우선 위장과 소장 그리고 대장을 살펴보았다. 제 기능을 하고 있는 장기가 없었다. 몸은 뼈만 앙상하고 근육이라고는 없었다. 수년간 밥을 먹을 수가 없어서 부근 동래 역 부근에 있는 '본죽'이라는 곳에서 죽만 먹고 견뎠단다.

잠시 후 위장의 중완혈과 대장의 천추혈 그리고 소장의 관원혈에 어혈을 뽑아내는 사혈을 하셨다. 오래도록 피 한 방

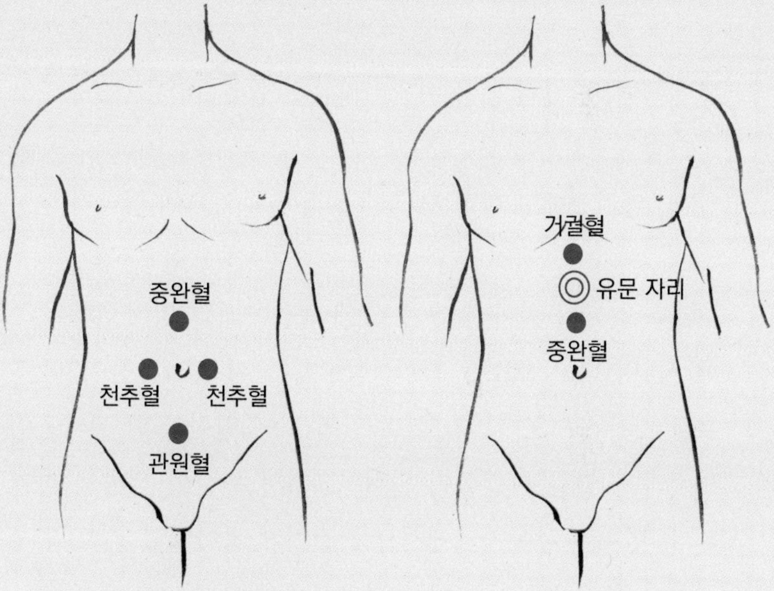

① 소화를 돕고 기운을 북돋우는 중완혈과 관원혈과 천추혈에 사혈부항을 합니다.
② 거궐혈과 중완혈 중간자리 유문자리에 사혈부항을 합니다.

울 비치지 않다가 끈질기게 계속하자 마침내 시커먼 혈전들이 진득하게 빨려 나오기 시작한다. 약 한 시간이 지나자 위장에서 쪼르륵 하는 시냇물 내려가는 소리가 난다. 치료를 하다보면 이런 소리는 반갑기 그지 없다고 한다.

"선생님, 막혔던 배가 시원해지는 느낌입니다."
"그렇지요?"
"네, 명치끝에도 항상 답답한데 뚫어 주었으면 합니다."

한층 얼굴이 밝아진 그가 항상 늑골아래와 명치끝의 통증에 시달린다고 호소를 한다. 식도에서 위장으로 들어가는 '유문' 은 누구나 거의가 헐어 있어 조여 있어야 할 괄약근이 느슨하게 열린 사람들이 많다. 그래서 위산이 역류를 하게 된다. 명치끝 유문자리에서도 끈질기게 뽑아내었다. 한참 후 치료가 끝나고 일어선 그는 빙그레 웃으며,

"선생님, 밥이 먹고 싶은데 먹어도 될 런지요?"
"오래도록 밥을 못 먹었으니 먹고 싶지요?"
"네, 보리밥이 먹고 싶습니다."
"네, 그러세요."
"고맙습니다."

그동안 못 먹던 밥이 먹고 싶다는 말은 장에서 음식을 받아들일 준비가 되어서 그런 것이니 소화가 잘되는 보리밥부터 조금 드시라고 일렀다. 선생님은 '저 사람은 이제 살았다'라는 생각을 속으로 했단다. 우리는 그 어떤 질병에 걸려서 사경을 오가는 지경이라도 입맛이 살아나서 음식이 땡기면 암환자가 아니라 그보다 더한 중병이라도 살아난다. 곡기를 잃으면 죽게 되고 제 아무리 말기암이라도 곡기를 이으면 살아날 수가 있는 것이다.

그를 보내고 우리도 점심때가 되어서 식사를 할 요량으로 동래시장 입구 농협 앞 건널목에 서 있었다. 그런데 건너편에 서있는 그는 부인과 식사를 마치고 돌아오는 길인지 우리를 발견하고 손을 흔든다. 파란 신호등이 켜지자 도로 한 복판에서 손을 붙잡고 그의 부인도 선생님의 팔을 잡고 흔들어댔다.

"선생님, 고맙습니다. 감사합니다. 잘 부탁합니다."
"네, 사모님도 고생이 많습니다."

그 후로 그는 약 석 달간을 꾸준하게 열심히 치료를 받았다. 그렇게 치료를 받는 동안 그는 식욕이 일었고 안색은 회복되어 생기가 넘쳤다. 그는 만나는 사람마다 자랑을 늘어놓으며 사람들을 데리고 왔는데, 선생님은 그를 만류하기에 급급했다.

그러던 어느 날 그가 다녔던 병원에서 정상수치의 진단서를 들고 왔다. 그는 기뻐서 어쩔 줄 모르는 것 같았다. 그 후 그는 우리나라에서 벌어지는 각종 마라톤 경기란 경기는 죄다 참석하여 완주메달을 선생님께 가져와 보여주는 재미에 푹 빠졌다.

우리의 몸은 조금만 처져도 이내 반응을 한다. 몸 상태가 좋지 않으면 더욱 그렇다. 아프면 문지방도 넘지 못하던 사람이 병이 나으면 히말라야 등정에도 나선다. 그런데 병에 걸렸어도 아무렇지도 않은 사람들이 있다. 약간만 지쳐도 축 늘어져 꼼짝도 못하는 사람이 있는가 하면, 병에 걸렸어도 아무렇지도 않은 사람은 장(腸)이 건강한 사람이다.

비바람이 거세고 파도는 높다.
거센 태풍이 몰아치면 풀잎은 납짝 엎드린다.
풀잎은 가늘지만 유연하다.
그리고 질기다.

풀잎이 뽑히려면 땅이 뒤집혀야 한다.
모진 비바람에도 견딜 것이다.
그리고 끝내는 일어설 것이다.

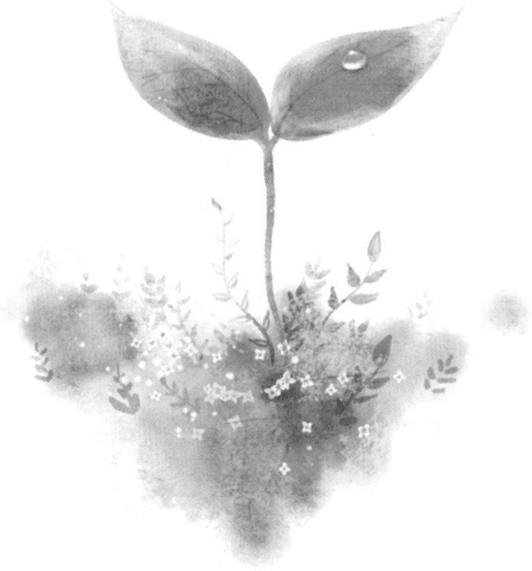

고관절 대퇴골두 괴사

구청에서 근무하는 양명희씨가 고관절 대퇴골두 괴사를 앓고 있는 어머니를 선생님께 모셔왔다. 앞서 딸은 지인의 소개로 치료 후 자신의 지병이 낫자마자 허리가 아파서 좌골신경통으로 변해 고관절까지 탈이 나서 꼼짝도 못하는, 밀양에 사는 친정어머니를 모시고 왔다.

목, 어깨, 팔, 허리, 다리 발 까지 어느 한 곳도 성한 데가 없는 걸음 걷는 것조차 어려운 그야말로 중증 환자였다. 골반이 틀어져서 고관절에 이상이 생겨 왼쪽 다리가 땅기고 저려서 편하게 펴지를 못한다. 이렇게까지 온몸이 망가진 까닭은 시골에서 농사짓고 살면서 그토록 자신을 아끼고 사랑하던 남편을 잃고 심한 우울증에 시달리다 건강이 급속히 무너져 버렸다.

삶의 의욕을 잃고 널브러져 있는 것을 보다 못한 딸이 엄마를 태우고 다니며 대학병원 전문병원 한의원 등 어지간히 다녔단다. 아무리 치료를 열심히 받고 다녔어도 차도가 없자 이제는 자포자기가 되어 딸이 뭐라 해도 그저 한귀로 듣고 한 귀로 흘리는 포기상태가 되어 하루하루를 암담하게 보내고 있었다. 삶의 끈을 맥없이 놓아버린 엄마에게 얼마 전 본인이 직접 확실한 치료체험을 했다며 끌고 가는 딸의 강권에 마지못해 따라오기는 했지만, 몸과 마음은 너무 지처 있었다.

선생님께서 환자 진맥을 해보시더니 무엇보다 먼저 식사를 제대로 하지 못하고 영양제로 버티는 상태에서 병을 고친다는 것은 어렵다고 하셨다. 아침에 눈을 뜨는 것이 끔찍하다는 그녀에게 만사 제쳐두고 우선 식사를 제대로 하도록 만들어야 한다고 하셨다. 그래서 기능을 잃은 장치료를 계속하자 볼이 부은 환자는 투덜거린다.

"허리가 아파서 죽을 지경인데 우째 배만 치료합니꺼?"
"환자가 밥을 제대로 먹고 기운을 차려야 치료가 되지 기운이 하나도 없는데 치료가 되겠습니까?"
"이래 아등바등 살면 또 머합니꺼."

치료하는 사람을 쳐다보지도 않고 중얼거린다.

"죽을 때 죽더라도 자식들한테 짐이 되면 안 되지요."
"나는 살고 싶은 생각이 없습니더."

눈가에 눈물이 고이면서 소리는 떨린다.

"먼저 가신 아저씨를 무척 사랑하셨나 봐요?"

선생님께서 물어도 대답이 없다. 소장혈까지 침을 다 놓고 돌아서려는데 흐느끼는 소리가 커지더니 마침내 터져 나온 울음소리는 방안을 가득 메웠다. 우리는 조용히 밖으로 나와서 문을 닫았다. 실컷 울어야 할 것이다. 여기 와서 마음껏 운 사람들은 거의 완치가 되었다.

환자의 요추 4~5번이 역시나 엉망이다. 그러니 좌골신경통으로 종아리까지 저리는 것이다. 골반 주위에 있는 환도혈과 고관절 대퇴 골두가 자리한 푹 꺼진 곳의 위아래에서 혈전이 끊임없이 나왔다. 요추에서 선추를 지나 꼬리뼈 미골에 이르기까지 마치 진흙으로 파묻힌 수몰지구를 발굴하는 것 같았다. 약 서너 달을 계속해서 흙탕물을 퍼내고 굳은 흙과

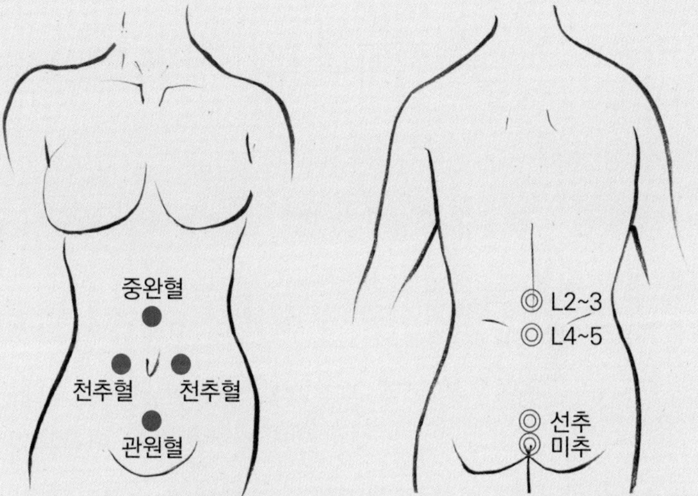

① 소화를 돕고 기운을 북돋우는 중완혈과 관원혈과 천추혈에 사혈부항을 합니다.
② 상반신과 하반신의 혈행을 막고 있는 요추 2~3~4~5번과 선(천)추와 꼬리뼈까지 사혈부항을 합니다.
③ 골반이 틀어져 무혈성 대퇴골두 괴사가 진행되는 골반혈과 환도혈과 풍시혈에 사혈부항을 합니다.
④ 서혜부에 사혈부항을 합니다.

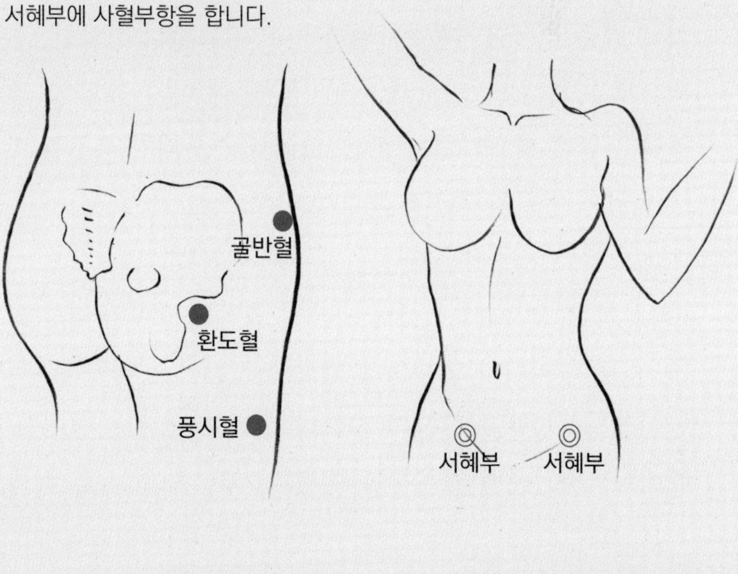

엉킨 자갈을 걷어내는 것처럼 끈질기게 혈전을 뽑아내자 마침내 길이 드러났다.

사람들은 치료에만 관심이 있고, 치유에는 별로 관심이 없다. 이는 증상, 즉 통증을 병이라고 하면서 그 통증의 제거에 치중한 오늘날의 제도의학이 사람들을 오도한 결과이다. 그 오도는 근본적으로 눈에 보이는 것만 알고 대증요법에 치우친 소위 현대의학이라고 자만하는 서양의학의 인식론적 · 방법론적 결함과, 치료를 철저하게 돈벌이의 수단으로 삼는 상업주의가 결탁한 결과이다.

'치료'는 결국 병을 근본적으로 고치지 못한다. 잠시 늦추거나 감출 뿐이다. 다시 재발하거나, 잠복했다가 다른 더 큰 병으로 나타나거나, 여러 가지 병들을 주렁주렁 달게 되어 결국 사람을 병사하게 만든다. 그러므로 우리가 추구할 방향은 치료가 아니라 당연히 치유이다.

각설하고, 먼저 떠난 남편 생각에 울기도 많이 울었던 그녀가 석 달이 지나자 말수도 늘었고 웃으면서 농담도 한다. 밥맛이 있어서 얼굴에 살이 붙으니 살색도 고운 미인이었다. 딸이 유난히 예뻤던 이유가 있었다. 차츰차츰 아픈 허리가 낫고 팔 어깨 다리 등 점점 몸이 자유롭게 쓸 수가 있게 되자, 그녀의 딸이 그랬던 것처럼, 그녀 역시 부곡동에 사는 허리 아픈 여동생과 다리가 불편한 창원의 여동생들을 불러들인다.

다정한 세 자매는 나란히 함께 누워 치료를 받으면서 자식들의 장래와 신랑들 험담과 집안 대소사를 의논하고 친정엄마를 돌아가면서 모시는 날을 결정한다. 이처럼 오손도손 도란도란 정담을 나누며 병도 고치고 언니 동생 자매들이 소통을 하는 것을 보면서 의자(醫者)로서 참 보람을 느낀다.

사람은 누구나 그렇겠지만 어느 날 갑자기 사랑하는 배우자를 잃어버리고 허탈감에 몸도 마음도 무기력해지고 시간이 흐를수록 스트레스를 받으면 아드레날린과 같은 호르몬이 분비되는데, 이것은 살모사의 독과 같은 강한 독성을 가지고 있다고 한다.

사람이 마음의 병을 앓으면서 우울증에 걸리는 것도, 자살을 하는 것도, 알콜 중독도, 마약 중독자가 되기도 한다. 지금 세계 최강국을 자랑하는 미국의 대학생 42퍼센트가 우울증을 앓고 있다고 하며, 지구촌에서는 하루 평균 3천 명, 1

년이면 100만 명이 자살을 하는데, 그 중에서도 우리나라가 OECD 국가 중에서 자살율 제1위라고 한다. 무엇보다 마음을 다스리는 마음공부가 우선이다.

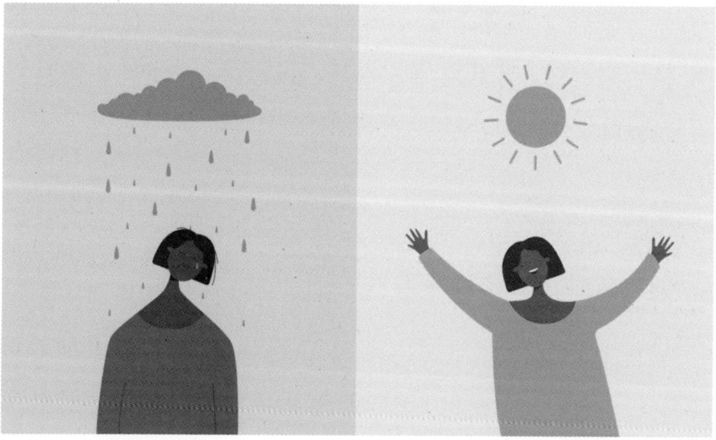

불면증과 중풍예방

진주시에서 치료하러 오시는, 부부내외가 중고교 교장쌤이 계시다. 늘 골이 빠개지도록 아파서 한 번에 '게보린' 3알을 먹어도 듣지 않고 통증은 물론 건망증 증세까지 갈수록 심하다. 남편 교장 선생님의 정수리 백회혈을 열고 치료하여 거짓말처럼 낫게 했더니, 사모님 교장 선생님 역시 만성두통으로 토끼 눈이 되어 고생을 하던 중이었는데 휴가를 내고 와서 머리카락을 자르고 치료를 했다.

머리정수리 백회혈을 치료하면 두통은 기본이고 건망증이나 치매, 불면증과 파킨슨병 중풍을 예방치료 한다. 선생님은 그간 이웃의 치매노인을 자세히 관찰했더니 날씨가 흐린 저기압 날에는 옷을 벗고 똥오줌을 못 가리다가 날씨가 개인 고기압 날에는 머리에 혈액순환이 잘되어 지극히 정상으로 돌아오는 것을 자주 보았단다.

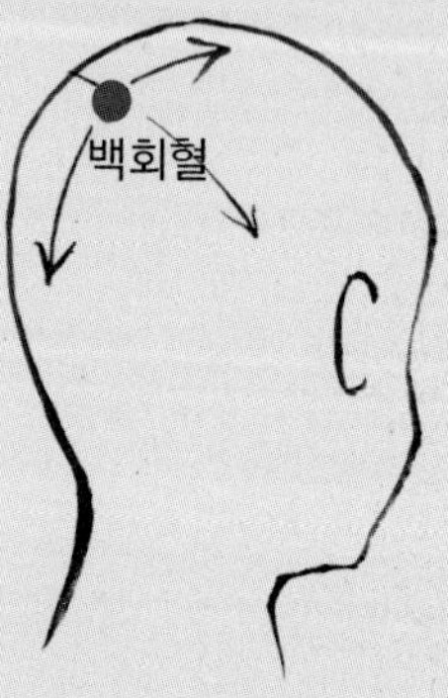

① 머리꼭대기 정수리 백회혈에 가위로 잘라내고 부항사혈을 합니다.
② 소화를 돕고 기운을 북돋우는 중완혈과 관원혈과 천추혈에 사혈부항을 합니다.

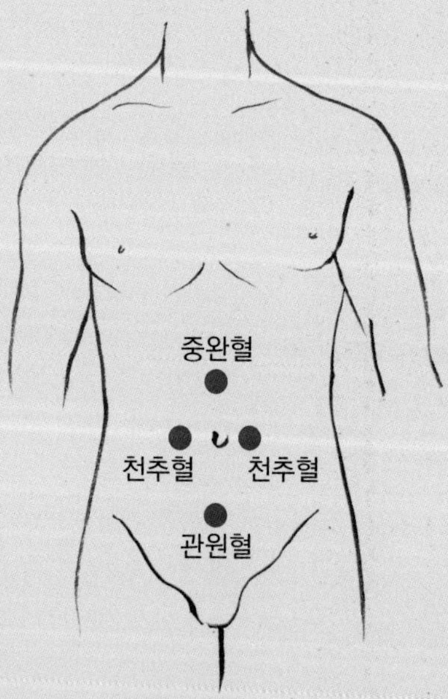

우리나라 치매환자 노인들이 약 100만 명 남짓 되는데 이들의 백회를 약간만 건드려 주어도 고통 받는 자식들은 물론이고 이 나라는 천국으로 변할 것이다. 물론 보나마나 사람들은 우리 선생님 말씀을 듣지도 않겠지만, 구당 '김남수' 선생님이 당한 것처럼 우리나라 의사협회 한의사협회 제약화사 등 등 모조리 다 들고 일어나서 선생님 목숨은 살아도 산 목숨은 아닐 것이다.

현재 작금의 이 나라는 의사가 건강을 조지고,
법률가가 정의를 파괴하고,
대학이 지식을 망치고,
정부가 자유를 압살하고,
종교가 도덕을 말살하며,
은행이 경제를 파탄내고,
기자가 언론을 작살내고,
정치를 한다면서 국민을 인질로 삼는 나라,
아이들 가르친다며 세금을 도둑질 하는 나라.
우리는 이러한 시대에,
이러한 나라에 살고 있음을 알아야 한다.

치료 중 이런저런 대화 중에 교장 선생님 왈,

"요즘은 학교에서 쌤이 학생 이름과 얼굴을 익힌다고 자세히 쳐다 보았더니 학생이 자기 가슴을 뚫어지게 보았다며 성추행으로 고소를 하여 학교에 난리가 났습니다."

"그래요? 무슨 놈의 세상이 우찌 될라꼬 이럴꼬."

"학교가 난리법석이자 더 더욱 골이 아파 죽겠네요."

"참으로 걱정스럽습니다."

"상장을 주더라도 쌤의 손이 학생의 손에 닿아서는 안 된다는 교육청의 지시가 내려 왔습니다."

말세다. 갈수록 물질은 발전하는데 비해 인간들의 의식수준은 바닥으로 내려앉고 있다.

최초의 인류는 수컷의 교미본능과 암컷의 유혹이 모든 생명체들의 종족번식으로 이어져 왔다. 그런데 돈에 미친 작금의 물질사회는 걸그룹은 물론이고 멀쩡한 여성들도 포르노를 방불케 하는 선정적인 의상과 보기에도 민망한 골반을 마구 흔들며 돈벌이에 혈안이 되었다. 그래서 순진하고 젊은 건강한 수컷들은 스멀스멀 올라오는 본능의 말초신경을 죽이느라 고역에 고역이다.

보기만 해도 살아 펄떡이고 가슴이 두근두근 드넓은 평원을 거침없이 내달려야할 싱싱한 야생마들이, 사내들은 똑같다며 도처에서 들고 일어난 여성단체들이 두 눈을 부라리며 카메라로 찍어대니 부랄 찬 남성들은 성기가 쪼그라들고 정액이 메말라 이제는 모두가 조랑말로 변해가는 작금의 현실이다.

비뇨기과 전문가들은 최근 30~40代 남성들 사이에 정자의 운동성이 떨어져서 난자까지 도달하기 힘들거나, 정자의 생명력이 짧아져서 사정하자마자 죽어버리거나, 머리가 둘이거나 꼬리가 둘인 비정상적인 기형정자의 비율이 큰 폭으로 증가하고 있다고 경고했다.

이러다가는 지구상의 살아있는 남자는 구경하기 힘들 것이고, 반종 내지는 자웅동체의 시대가 앞당겨 도래할 지도 모를 일이다.

경호씨의 뇌졸증

늦은 밤 전화벨이 울린다.

"사부님, 남편 경호씨가 갑자기 말이 어눌해요."
"그래요? 옆에 있으면 바꿔 보세요."

전화를 바꾼 후배 경호는 아내의 폰으로 말을 하는데 카랑카랑 해야 할 소리는 더디고 물렀다. 입천장에 닿아야 할 혀가 늘어져 목구멍으로 자꾸 빠지는 것 같다.

"말소리가 언제부터 이랬나?"
"오느을 저녀억부터 이러으네요."
"다른 증세는 없고?"
"속이 조옴 더부러억 합니다."
"최근에 술을 좀 했나?"
"그어저게 조금 마셔어습니다."

듣는 내내 경호씨의 발음은 어눌했고 혀는 말리고 소리는 입안에 갇혀서 웅얼웅얼 거리며 말끝은 흐리고 한참을 더뎠다.

"부항기는 있제?"
"네에."
"그러면 꾸물거리지 말고 지금 당장 목뒤에 코와 입이 일직선이 되는 중간 위치와, 또 턱밑 염천혈과 턱 사이 중간 지점에 사혈을 하시게."

즉시 하겠다는 대답을 듣고 선생님은 잠이 들었다.
이튿날 새벽 경호에게서 문자가 와 있었다.

"사부님 어제 감사했습니다. 머리 세 번 턱 부분 세 번 했는데도 말이 안 되었어요. 결국 잠들지 못하고 한밤중에 혼자서 턱밑 좌우 중앙 세 군데를 다섯 번 씩 하고 완전 정상으로 돌아왔습니다. 사진하나 보냅니다. 조만간 들러 조언을 듣고 싶습니다. 신비한 체험에 새로운 아침을 맞으며, 다시 한 번 감사드립니다."

보내온 짧은 동영상에는 목 주위 천용혈에서 걸쭉한 혈전

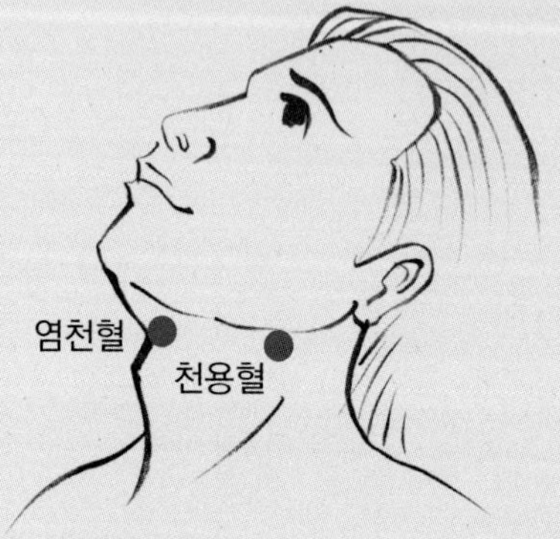

① 혀가 말려 들어가는 염천혈과 천용혈에 사혈부항을 합니다.
② 소화를 돕고 기운을 북돋우는 중완혈과 관원혈과 천추혈에 사혈부항을 합니다

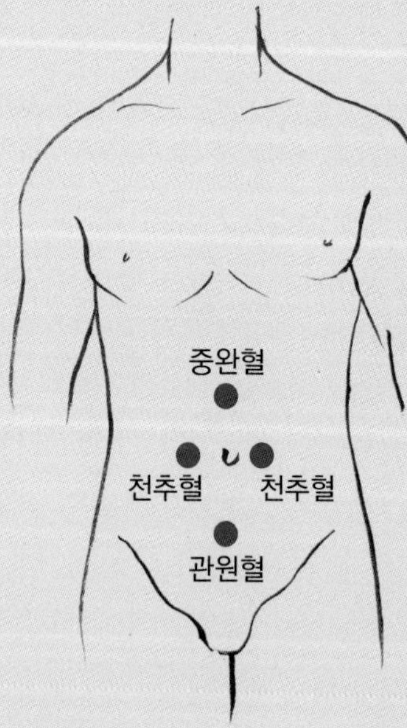

이 손가락 길이로 대롱대롱 달려서 흔들거리고 있었다. 말이 어눌해져서 급한 대로 주요 혈자리를 가르쳤지만 그동안 선생님에게 틈틈이 보고 배운 탓으로 백회혈과 천용혈에도 스스로 알아서 치료를 했던 것 같다.

15년 전 선생님은 치료만 받던 사람들을 모아서 스스로 자가 치료를 할 수 있도록 가르쳤던 적이 있었다. 그 때부터 지금까지 본인과 가족들을 치료해 왔던 제자들이었는데 이럴 때 정말 보람을 느끼는 순간이라고 하셨다.

뇌졸증이란 갑자기 말할 때 발음이 이상하거나, 한쪽 얼굴이나 팔다리에 힘이 없고 감각이 무뎌진다면 뇌졸증이 온 것이다. 그리고 심하게 어지럽고 술 취한 사람처럼 걸으며 한쪽으로 쓰러진다. 또는 한쪽이 잘 안보이거나 둘로 겹쳐 보이기도 한다.

뇌혈관이 막히거나(뇌경색) 터지는(뇌출혈) 뇌졸중이 고령인에게 주로 나타나는 것으로 알려져 있지만 40대 이하에서도 20%가 발병할 정도로 젊은 환자도 무척 많다.

특히 '미니 뇌졸중(일과성 뇌허혈 발작·뇌혈관이 크게 좁아지거나 막혀 피가 흐르지 못하다가 24시간 이내에 다시 흐르는 증상)'은 뇌졸중이 발생할 것이라는 가장 강력한 경고신호이지만 증상이 곧 사라져 이를 놓치는 환자가 많다. 뇌졸중 환자의 40%가량이 발병 이전에 미니 뇌졸중을 경험한다.

뇌졸중 조기 발견의 핵심은 '갑자기'에 있다. 갑자기 물체가 둘로 보이거나, 갑자기 안면이나 반신이 마비되거나, 갑자기 말이 어눌해지거나, 갑자기 걷기 힘들고 균형 잡기 힘들거나, 갑자기 심하게 어지럽고 망치로 머리를 때리는 것 같은 심각한 두통이 생기면 뇌졸중을 의심해 즉시 급성 뇌졸중 치료가 가능한 큰 병원으로 가야 한다고 알고 있으나, 대부분 병원에 실려가서 사진 찍느라 뇌압으로 가득찬 머리에서 1차 2차 파열을 일으켜 반신마비가 되는 경우가 허다하다.

'뇌압이 높다'라는 것은 뇌혈관이 꽈리처럼 부풀어 올라 있는 것을 뜻한다. 뇌혈관은 몸속의 다른 혈관에 비해 혈관을 포장하는 근육층이 얇고 내층을 보호해주는 탄성막에 결함이 잘 생겨서 그 결과 서서히 부풀기도 하는데 이를 뇌동맥류라 하고 주로 이것이 터지게 된다.

이럴 때 응급조치로는 사혈침으로 뇌압으로 가득 찬 머리 정수리 주위를 찔러서 솜에 피가 흥건하게 젖도록 사혈을 해 주기만 해도, 꽉 찼던 유해한 가스와 막혔던 피가 돌면서 부푼 꽈리가 가라앉고 감겼던 눈과 무겁던 머리가 가벼워지고 터지기 직전의 뇌경색이나 뇌출혈에서 벗어날 수가 있다.

구박 며느리의 임신

선생님은 서면에 있는 친구로부터 소개를 받고 진구에 있는 사리암에 왕진을 가셨다. 그곳의 보살은 50대 초반이었는데 밤늦게 산중에서 기도나 굿을 하느라 건강상태가 좋지 않았다.

체구도 왜소하고 손발도 차고 소화도 되지 않아 늘 머리가 아프다고 했다. 그녀의 아랫배는 탄력이 없고 항상 차가웠다. 추운 산에서 장시간을 보내는 까닭이리라. 선생님은 우선 굳어있는 위장과 소장 그리고 대장을 풀었다. 날이 가고 치료 횟수가 늘어나자 몰라보게 좋아지는 것을 목격한 신도들도 몰려들었다.

그 중에서 보살의 시누이가 있었는데 그녀는 결혼 한지 8년이 지났는데도 임신을 하지 못했다. 시어른들 눈치에 마음고생은 이루 말을 다 할 수가 없었단다. 여고시절 수영 대

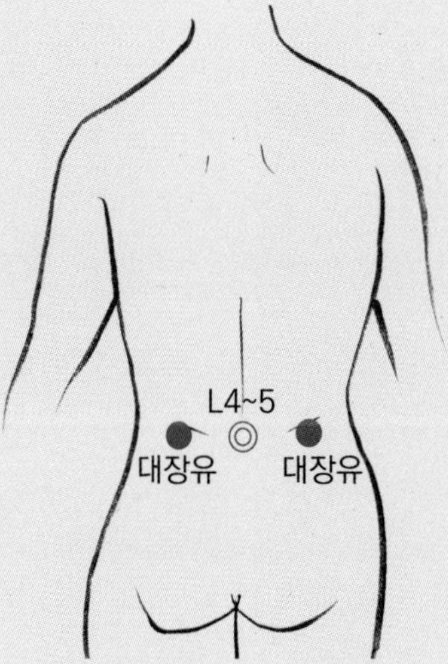

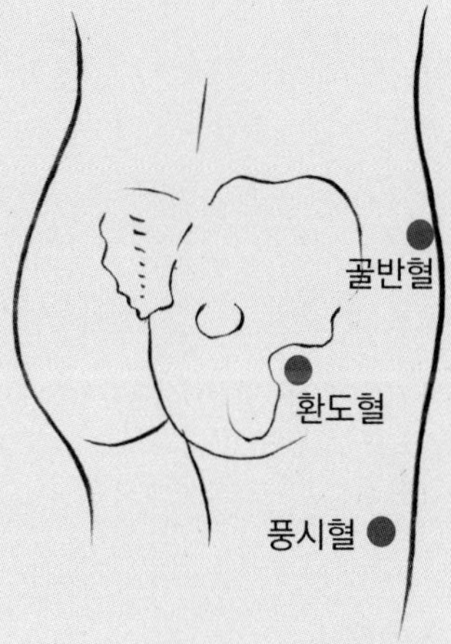

① 상반신과 하반신의 중간밸브 자리인 요추 4~5번 허리 양옆의 대장유 2곳도 동시에 사혈부항을 합니다.
② 골반이 틀어져 좌골신경통으로 진행하는 골반혈과 환도혈과 풍시혈에 사혈부항을 합니다.
③ 여성의 아랫배를 뜨겁게 하는 난소자리에 사혈과 벌침을 놓습니다.

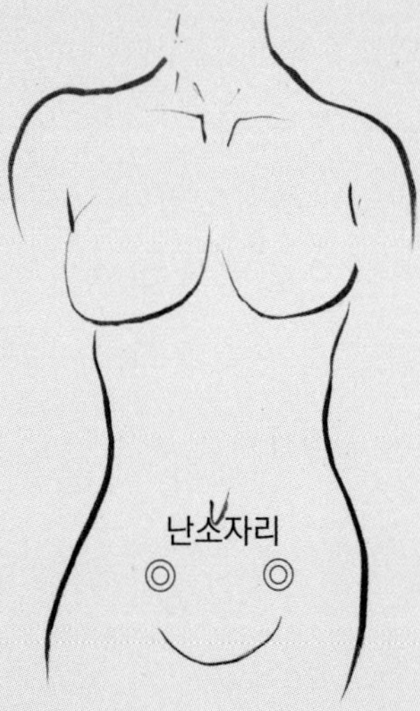

표선수로 체격이 좋은 그녀는 왼쪽 골반이 많이 틀어져 있었다. 그래서 물어보니 역시나 다를까 허리가 많이 아프다고 한다.

위로 삐져나온 장골을 선생님의 발뒤꿈치로 툭툭 가볍게 차서 틀어진 고관절을 원래 위치로 끼워 넣었다. 그리고 허리치료와 환도혈과 고관절 위아래로 사혈을 하고 아랫배와 양쪽 난소 자리도 사혈을 하고 벌침을 놓아 아랫배를 뜨겁게 달구었다.

옛날 우리 어머니들이나 할머니들은 아침저녁으로 밥 짓느라 부엌에서 짚단이나 장작으로 군불을 지피며 활활 타오르는 아궁이 원적외선 불빛이 아랫배나 자궁을 뜨겁게 달구었다. 아랫배가 뜨겁다 보니 자식은 생기는 데로 낳았다. 9남매나 열 남매는 지극히 정상이었다. 요즘처럼 입식부엌에서 '가스렌지'로 '인덕션'으로 밥을 하고 논밭이나 산과 들로 나가서 걷는 일도 없고 자동차 문화로 인해서 부작용이 너무 많다.

게다가 한겨울에도 아이스크림이나 냉 음료를 즐기다 보니 전부 아랫배가 냉해서 임신을 하지 못해 시험관 주사기에 사활을 건다. 밭이 얼어 있는데 씨를 아무리 뿌려봤자 싹이 나지 않는 것이다. 업고 다니라는 아이는 안 낳고 개를 안고 다니는 개 엄마, 개 아빠가 되었다.

각설하고 그런 치료를 몇 번하고 까마득히 잊고 있었다고 한다. 그런데 어느 날 차를 몰고 안락동 지하차도를 들어서는데 전화가 걸려왔다.

"누구세요?"
"선생님, 사리암 보살의 시누이입니다."
"아~네, 잘 계시죠? 오랜만입니다."
"네 선생님께 식사 대접을 하려고 전화를 드렸습니다."

선생님은 그런 대접은 흔한 일이라 그냥 인사치레로 듣고 듣기만 해도 고맙다는 인사로 전화를 끊으려 하자 그녀는 격하게 울먹이며 말을 이어갔다.

"선생님 제가 임신을 했습니다."
"뭐라고요?"
"흑흑흑"

선생님은 달리던 차를 길가에 세웠다. 순간 몸이 공중으로 붕붕 떠오르는 기분이었다고 한다. 말기 암 치료도 그렇지만 이러한 치료에는 더없는 보람을 느낀다. 그 후 선생님은 그녀 가족들이 초대한 연회에서 융숭한 대접을 받았다. 선생님은 그녀의 시어른들 옆에 앉았는데 그녀의 시어머니는 선생님의 손을 꼭 쥐고 오랫동안 놓지 않았다.

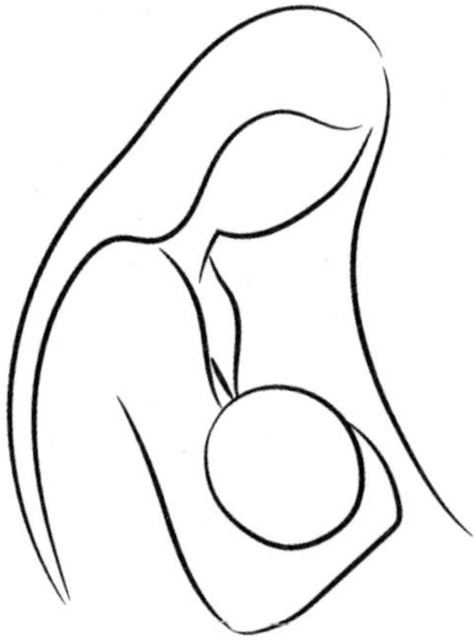

목디스크와 회전근개

밀양 출신으로 치료 당시 65세의 초등학교 교장 선생님은 퇴직하여 문맹자들을 가르치는 봉사활동을 하고 있다. 그는 어깨가 아파서 오른쪽은 이미 수술했고 왼쪽 어깨마저 극심한 통증으로 수술을 하려고 하지만 망설이고 있다.

소위 회전근개 파열이나 어깨충돌 증후군이나 관절 질환들인데, 밤에 잘 때는 어깨가 아파서 바로 눕지도 못하고 모로 누웠다가 뒤척이다가 고통스러운 밤을 뜬눈으로 새운다고 한다. 이미 수술한 오른쪽 어깨마저도 통증은 있지만 워낙 왼쪽 어깨가 심하게 아파 느끼지 못하고 있다.

그의 부인 한정옥씨가 무릎이 아파서 선생님께 치료를 받고 완쾌가 되었다. 그녀는 양방의학을 멀리하고 자연치유로 나왔기에 용한 데가 있으니 남편에게 함께 가보자고 아무리 졸라도 듣지를 않는단다. 원래 사람들은 남의 말은 들어도 아내는 남편 말을 남편은 아내 말을 이상하게도 안 듣는다.

안 듣는 정도가 아니라 대부분은 서로가 잘못 만나서 이 고생을 하고 있다고 생각한다.

살아오면서 시행착오를 수 없이 겪은 탓도 있지만 대부분 당시에 일방적으로 속았거나 아니면 눈에 콩깍지가 씌어서 팔자를 망쳤다고 생각한다. 소위 극과 극의 남녀가 악연으로 만나는 이것이 다 전생의 업이라, 이것이 현생에서 갈고 닦을 공부이다.

사람은 사회적 성취를 위해 세상에 태어난 게 아니다. 인생에서 분투하고, 죽기 살기로 싸우며, 수단과 방법을 가리지 않고 획득하는데, 이것은 사람을 나쁘게 만들 뿐이다. 우리가 사람으로 난 것은 죄업을 없애기 위한 것이고 자신을 잘 수련하는 것을 목적으로 태어난 것이다.

여기가 우주의 가장 낮은 층, 가장 고생스러운 곳이기 때문인데, 고생스러워야 비로소 수련할 수 있고 고생스러워야 비로소 죄업을 없앨 수 있어서다.

그리하여 사람이 세상에 태어나서 복덕을 많이 쌓음은, 자신이 하늘로 돌아가는 길을 닦는 데 쓰려는 것이 가장 관건이지, 인생의 일시적인 한 세(世)의 행복으로 바꾸기 위함이 아니다.

각설하고, 그렇게 힘든 아픈 나날을 버티던 교장선생님은 통증이 견딜 수 없을 만큼 심해지자 드디어 아내를 따라 나섰다. 치료하는 첫 날 시큰둥하게 아픈 팔을 내밀며 억지로 시선을 피하는 그의 경추 5~6번을 누르자 아프다면서 짜증을 낸다. 경추에 부항사혈을 하면서 동시에 눌러서 소스라치는 견정혈과 견우혈에도 그리고 팔뚝에도 사혈부항을 했더니 혈전이 끝없이 올라왔다.

둘째 날에도 역시 못미더운 표정으로 이런 치료법이 안전하냐? 침 소독은 하고 있느냐고 물으면서 치료법의 원리와 이치에 대해서 꼬치꼬치 캐묻는다. 그러자 선생님은,

"네, 제가 하는 치료법은 우리 조상 대대로 내려오는 자자손손 검증된 치료법을 현대적 장비와 기술을 보태서 하는 자연치유법입니다."

"그게 무슨 말인지?"

"질병이 저절로 낫는 법, 다시 말해 내 몸의 세포들이 일을 잘 할 수 있도록 환경을 조성하는 치료법입니다."

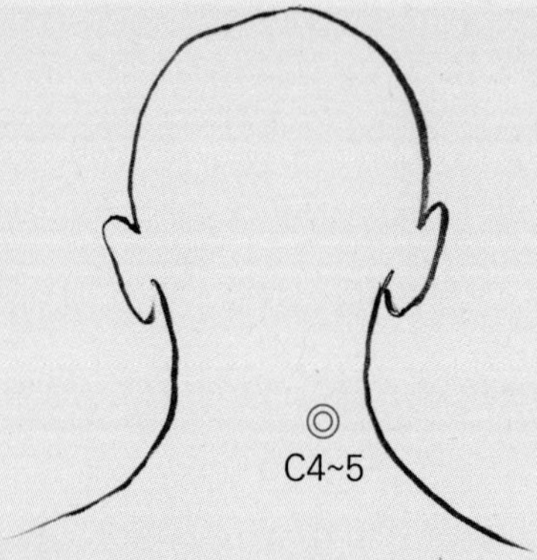

① 어깨와 팔이 아픈 쪽, 주로 경추 4~5번에 사혈부항을 합니다
② 견정혈과 견우혈에 사혈부항을 합니다.
③ 팔뚝혈에 사혈부항을 합니다.

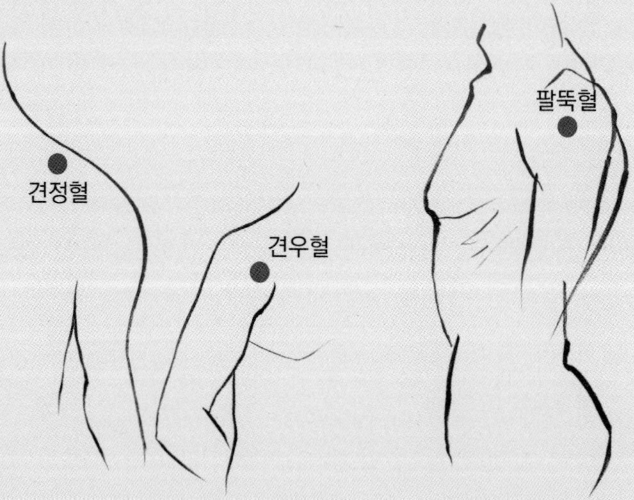

"그런 게 있습니까?"
"네, 생명은 태어날 때 이미 자신의 몸을 스스로 치료하는 능력도 함께 지니고 태어나기 때문입니다."
"그것은 이해가 갑니다만…"
"우리는 그러한 방법들을 연구하면서 난치병이나 암 환자들을 너무나 쉽게 고치고 있습니다."

가만히 듣고 있던 그는 애매한 표정으로 실실 웃기만 하더니, 세 번째 치료하는 날에는 몸에 어떤 변화가 있었는지 환한 얼굴로 나타나서 말을 거침없이 쏟아내기 시작했다.

"선생님, 어제 밤에는 밤새 괴롭히던 통증이 가시고 잠을 제대로 푹 잘 잤습니다."
"네, 이제 시작입니다."
"그게 무슨 말이지요?"
"이제부터 몸이 달라지기 시작한다는 말입니다."
"고맙습니다."

그는 무척 기뻐했다. 그 후 그는 치료에 적극적이었고 이제는 도리어 그동안 같은 병으로 고생하며 병원에서 함께 지냈던 환우들을 걱정하기 시작한다.

"선생님, 내일은 내가 입원했던 병원에 가서 그동안 정들었던 환우들에게 가보렵니다."

"어쩌시려고요?"

"다들 데려와야겠습니다."

"그 병원 망하는 것 보시게요?"

"나는 이제 대형건물의 병원들이 치료를 하는 곳이 아니라 돈만 갈취하는 괴물로 보입니다. 나는 이제 번지르르한 건물만 보면 '여기도 사기꾼들이 모여 있는 곳이구나'라는 생각이 들어요."

"아이고, 교장 쌤도."

"진작에 아내 말에 귀 기울이지 않은 것에 대해 올 때마다 후회가 됩니다."

"사모님을 많이 아껴 주세요."

"네, 그래야겠습니다."

이제 그는 왼쪽 어깨가 완전히 완쾌가 되자 이미 수술한 오른쪽 어깨 통증이 오래도록 가시지 않는다고 한다. 하도 답답해서 의사에게 호소하니 그냥 세월이 가야 낫는다고 하더란다. 그래서 선생님은 오른쪽 어깨의 수술자국마다 어혈을 제거하고 염증을 치료하는 벌침을 놓았더니 며칠 만에 깨끗하게 나았다.

그 후 어깨가 아파서 치료를 받으러 처음 온 친구에게 신신당부를 하면서 본인의 경험담을 들려주었다. 그는 얼마 있다가 내내 걱정하던 환우들을 데려오고 또 교육원에서 배우고 있는 연로한 학생들을 데려오기 시작했다. 선생님의 만류에도 듣지 않고 웃으면서 이런 말을 한다.

"선생님, 좋은 일 많이 하면서 오래오래 사셔야 합니다."

갑상선암 과잉진단에 관련한 KBS 추적 60분 프로그램을 보았다. 갑상선암을 수술 받지 않아도 된다고 설득을 하는데 1시간 내지 2시간이 넘게 걸려도 설득이 어렵다. 그런데 수술 받자고 하는 데는 단 5분밖에 안 걸리는 환자들을 보았다. 이러니 병원과 의사입장에서도 어느 쪽이 수지타산이 맞겠는가?

본래 인간의 몸 자체가 스스로 재생되는 능력을 가지고 있음을 오늘날 우리의 과학자들도 잘 알고 있다. 우리 몸을 구성하는 세포는 1년 전 우리들의 몸을 구성하는 세포들이 아니다.

세포는 끊임없이 죽고 재생된다. 인간의 신체 시스템은 원래 그렇게 완벽하게 설계가 되었던 것이다. 노화란 본래 의도된 인간의 몸이 아니었다. 끊임없이 노화된 세포가 죽고 새로운 세포가 생겨나고 그리하여 인체는 끊임없이 재생되며 새로워지는 시스템이었던 것이다.

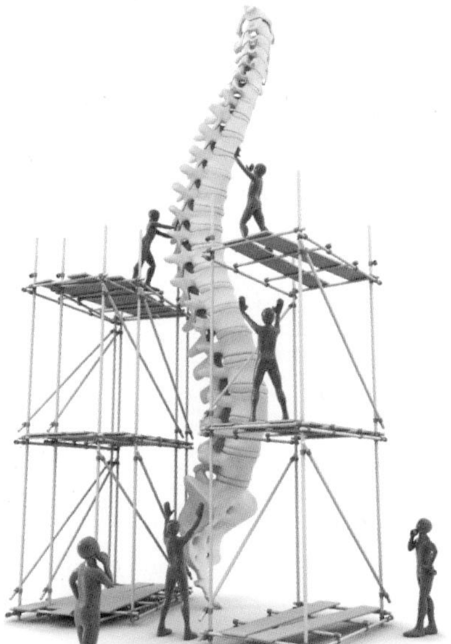

무릎병과 제주할머니

선생님이 동래에서 치료를 할 때였다. 어느 날 밖에서 이상한 소리가 들려서 내다보니 젊은 남자가 자기보다 덩치가 큰 아내를 들쳐 업고 2층 계단을 힘겹게 올라오는 젊은 부부를 보았다.

"선생님, 아까 전화를 드렸던 조상원입니다."
"그러세요. 반갑습니다. 그런데 어찌 알고 오셨는지요?"
"네, 부전시장 상인들에게 자주 들었습니다. 저도 시장에서 과일장사를 하고 있습니다."

선생님도 처음에는 부전시장에서 치료를 시작했다. 처음에는 고생이 많았으나 시장에서 골병이 든 사람들과 치열하게 뒹굴다 보니 어느덧 지평을 보게 되었다.

"사모님이 많이 아픈가요?"

"네, 몸을 돌보지 않고 밤낮으로 일에 매달려 살다가 무릎을 못쓰게 되었습니다."

"업혀서 오는데 못 걷는지가 얼마나 되었나요?"

"약 한달 전부터 무릎 관절의 연골이 완전히 닳아서 걷지도 못하게 되었습니다."

그동안 너무 열심히 일에 파묻혀 살았기에 아내는 골병이 들었다. 이 병원 저 병원 용하다는 곳은 다 다녀 보았으나 다리의 통증은 갈수록 심해지고 이제는 너무나 아파서 밤에는 잠도 못자고 울기만 한단다.

"오늘은 가게 문을 닫고 왔습니다."

"고생 많았습니다. 너무 걱정 마세요."

"아이고, 선생님 제발 좀 고쳐만 주세요."

예쁘고 말 잘 듣는 딸을 셋이나 두었는데 모두 공부를 어찌나 열심히 하던지 부모들은 재미가 났다. 제주도 서귀포에서 밀감농장을 운영하는 시부모는 며느리의 병환에 걱정이 태산이었다.

"왼쪽 무릎이 염증으로 물이차서 너무 부었네요."

“네, 그동안 병원에서 주사를 수없이 맞았는데 갈수록 듣지 않습니다.”
“하하. 그것은 진통제이지 치료가 아닙니다.”
“그렇지요? 저희도 다른 방도가 없었습니다.”

주사는 맞지만 수술은 피했다. 수술을 해도 평생 완전치 못하다는 것을 그들은 너무 잘 알고 있었기 때문이었다.

선생님은 우선 무릎 뒤 위중혈부터 치료하시고 다음은 슬관혈과 슬안혈 그리고 족삼리혈에서 엄청난 사혈을 했다. 누런 노폐물과 걸쭉한 혈전들이 끝없이 빨려 나왔다. 환자는 시간이 흐를수록 얼굴이 밝아졌다.

“선생님, 갈수록 시원해요. 꼭 나을 것 같아요.”
“네, 병원에서는 연골재생이 안된다고 하나 무릎부위로 막힌 혈관이 열리면 재생이 됩니다.”
“그것이 사실입니까?”
“무릎부위에 모세혈관이 다 굳어 막히면 연골은 마치 적에게 포위가 된 군사가 보급로가 차단되어 굶어 죽는 것과 같습니다. 주사는 공중에서 낙하산으로 보급하는 것과 같은 이치이고요.”

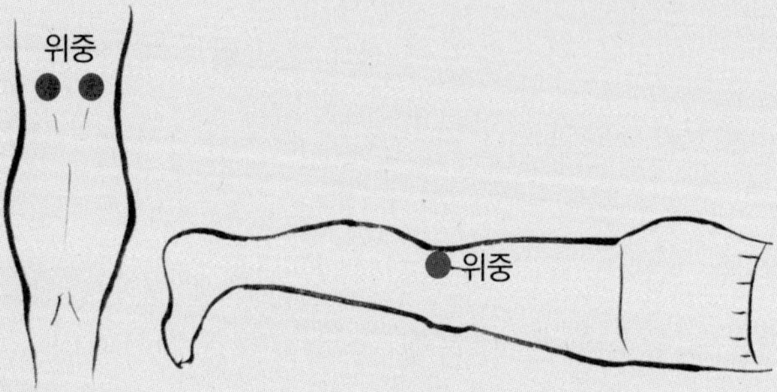

① 아픈 무릎 뒤 오금의 위중혈부터 사혈부항을 합니다
② 무릎을 45도로 구부리면 주름이 끝나는 슬관혈에 사혈부항을 합니다.
③ 앞 무릎의 슬안혈에 사혈부항을 합니다.
④ 족삼리에 사혈부항을 합니다.

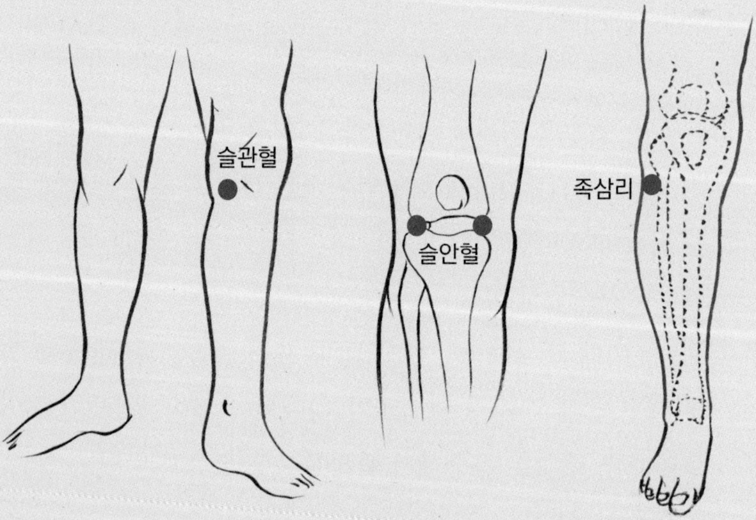

"정말 맞는 말씀입니다."

덕성스럽고 후덕하게 생긴 그녀는 마음고생을 얼마나 심하게 했든지 결국 참고 참았던 울음을 터트리고 말았다. 아내를 지켜보던 남편의 눈에도 눈물이 글썽인다. 치료를 하던 선생님도 따라 숙연해졌다. 치료를 해온 경험상 이때는 자리를 비켜주어 실컷 울게 해야 한다.

그리고 선생님은 늘 말하지만 몸과 마음이 허약해진 환우에게 위로와 희망을 주기는커녕 질병에 대한 공포심을 키워 온갖 유해하면서 고가인 검사를 받게 하는 의사들을 경멸한다. 무한한 생명력을 무시하고 "걸핏하면 몇 개월밖에 살지 못한다." 는 선고로 삶의 의욕을 꺾는 것이 의료인으로서 할 짓인가? 한참 후,

"이제 다 울었어요?"
"네, 선생님 정말 죄송해요."
"아닙니다. 울리는 것도 나의 치료입니다."
"아이 참 부끄럽습니다."

그제서야 부부가 함께 어색하게 웃는다. 치료를 마치고 환

자가 부축도 받지 않고 기어이 혼자 힘으로 일어나서 가파른 계단을 조심스럽게 내려간다. 보고 있던 선생님도 조마조마하면서도 지켜보았다. 그 후 3번을 더 치료받고 그녀는 혼자서 오기에 이르렀다.

석 달 가까이 지나서 아내가 완쾌가 되자 이번에는 남편이 치료를 원했다. 그는 고교시절 국가대표 체조 선수였는데 나이가 들어서 운동을 그만두자 단단했던 근육들이 팔뚝과 허벅지에 알갱이로 뭉쳐져서 통증을 유발한다고 한다. 그는 약 한 달 반 만에 치료가 끝났다. 그런데 하루는 제주도에서 전화가 오기를,

"여보세요. 양생연구원 선생님이세요?"
"네 그런데요. 누구시죠?"
"여기는 제주도 서귀포인데 부전시장 조상원이 에미올시다."
"네 그러세요."
"내가 조만간 선생님 찾아뵙겠습니다."
"무슨 일입니까?"
"내 며느리 병을 고쳐주어서 그럽니다."

그러면서 할머니는 선생님을 꼭 만나야 된다는 것이다. 며칠 후 집으로 찾아온 거구의 할머니는 거실에서 막무가내로 큰절을 하겠다는 것이다. 선생님은 당황하여 어쩔 줄 몰라 했다. 제주도 서귀포에서 비행기를 타고 오셨다는 할머니는 살가운 며느리의 병과 아들의 병도 고쳐 주어서 너무나 감사하고 고마워서 큰절을 올리려고 이 곳에 왔다는 것이다. 선생님은 한사코 거절을 했으나 완강한 할머니를 이기지 못하고 결국 큰절을 받고야 말았다.

원래 우리 몸에 모든 장기는 모세혈관으로 둘러싸여 그로부터 산소나 자양분을 공급받게 되는데 머리카락 굵기의 십분의 일도 안 되는 모세혈관들이 피가 탁하면 전부 막혀서 생기는 병이다. 머리에 막히면 뇌졸중 심장에 막히면 심장병 위장에 막히면 위장병 등 증세가 심할수록 위암, 간에 막히면 간암 등이다. 막힌 위치만 다를 뿐이지 원인은 한가지인데 그것을 두고 서양의학은 수 천 수 만 가지 병명만 이름 지었을 뿐이다.

척수염 아들의 고집

1975년 생인 문정수는 북구 만덕동에서 사는데, 그의 어머니 친구가 오랫동안 허리병으로 고생하다가 선생님께 치료받고 완쾌가 되었다. 그녀와 같은 계원인 정수엄마에게 이러이러한 곳이 있다고 자랑을 늘어놓자 귀담아 두었다가 어느 날 그녀는 장가 든 아들을 데리고 왔다.

"아들이 그동안 벌어먹고 산다고 너무 무리를 했나 봐요."
"무슨 병이랍니까?"
"척수염이라고 합니다."

특별히 다친 적도 없는데 하반신에 감각이 둔해지고 다리에 힘이 없어져서 제대로 걸을 수 없게 되는 경우가 있는데 이런 증상은 대부분 척수 질환에서 나타난다.

"너무 오래 운전석에 앉아 전국을 돌면서 영업을 하다 보니 지금은 제대로 걷지도 눕지도 몬하고 일라 서지도 몬 합니더."

선생님이 진맥을 하려고 손을 대자마자 아프다고 비명을 질렀다. 일어설 때에도 벽을 짚거나 옆에서 누가 부축을 해야 일어선다. 용변을 봐도 미처 뒤가 남아서 냄새를 풍긴다.

"미느리는 지 남편 팬티도 냄새 난다며 내게 던져 뿝니더. 참말로 이러지도 저러지도 못하고 내가 죽을 지경입니더."

며느리는 오랜 병수발에 지치고 생활이 어려워지자 부부간에 불화도 깊어져 별거를 하면서 이혼을 할 작정이란다. 환자도 이제는 자포자기였다. 눈의 초점은 없고 가끔씩 히죽히죽 웃기만 한다. 갖은 노력을 다했으나 차도가 없자 삶을 포기하는 듯 했다.

엄마는 자식을 낳은 죄밖에 없는데 아들이 치료를 포기 할까봐 죽기 살기로 끌고 온다. 서너 차례 치료를 받고서야 뜸이 들었는지 이제는 혼자서 치료 받으러 오기에 이르렀다. 척추염으로 등이 굽어 걸음을 걸으면 신발은 바닥에 닿아 질질 끌다시피 한다. 말소리도 어눌해서 알아듣기가 힘들다.

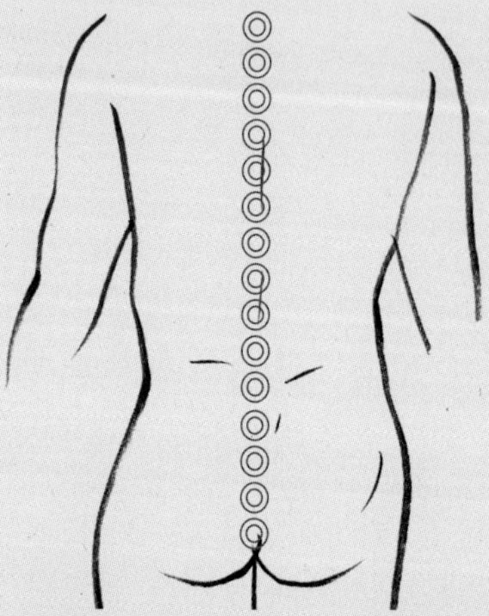

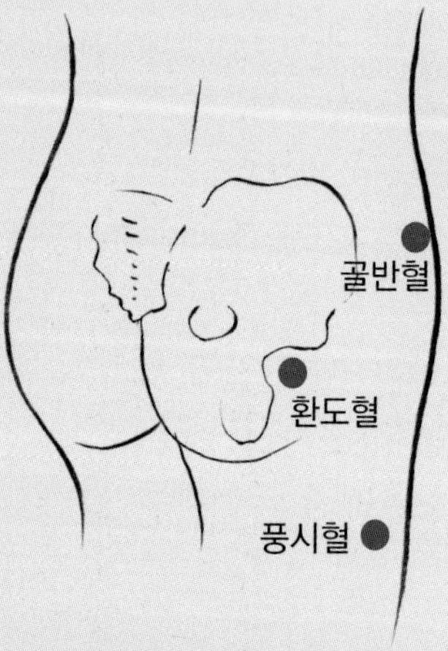

① 흉추 1번부터 요추, 선추 꼬리뼈까지 사혈부항과 벌침을 놓습니다
② 골반이 틀어져 좌골신경통으로 진행하는 골반혈과 환도혈과 풍시혈에 사혈부항을 합니다.
③ 소화를 돕고 기운을 북돋우는 중완혈과 관원혈과 천추혈에 사혈부항을 합니다.

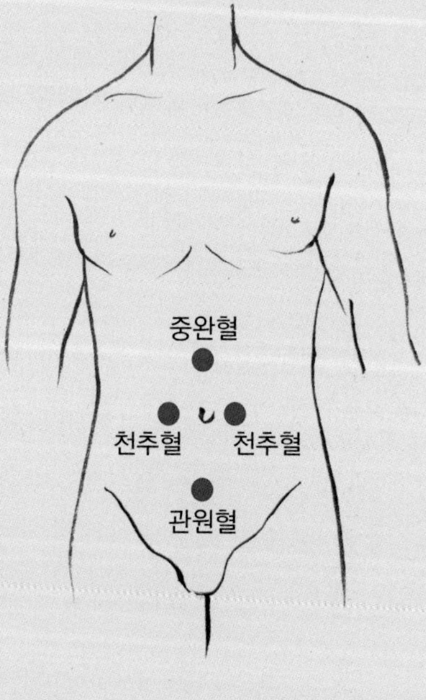

그래서 아예 말도 하지 않을 뿐더러 말 수가 적다. 틀어진 골반을 바로잡는 교정을 하면 아파서 데굴데굴 구른다. 그러던 그가 어느 날,

"선생님, 어제는 뛰기도 했어요."
"아니, 어떻게 뛰었는데?"
"버스를 놓치지 않으려고 뛰었어요."
"많이 나아졌네요."

이제는 허리 통증도 점점 줄어들자 놓친 버스를 잡기 위해 뛰기도 했나보다. 척추에서 선추까지 찔어있는 혈전을 뽑으면서 염증에 뛰어난 벌침도 많이 놓았다. 전에는 몸에 손만 갖다 대도 아파서 쩔쩔매던 그가 한 달이 지나자 그 어떤 통증도 없단다. 그러던 그가 이제는 돈을 벌어야겠다며 어머니에게 떼를 쓰기 시작한단다. 선생님은 아직도 회복이 되려면 한참 멀었으니 고된 일을 해서는 안 된다고 누누이 일렀다. 그러나 거의 일방적인 고집에 부모들도 두 손 두 발 들고 말았단다.

"선생님, 정수가 내 몰래 대형 화물차를 구입해서 부산에서 서울을 오가는 운송 영업을 한답니더."

"뭐라고요? 안됩니다. 말리세요."
"고집이 얼마나 센지 아무도 몬 말립니더."
"장시간 운전을 하다가 생긴 병인데 절대로 운전을 하면 안 됩니다."
"우짜고예, 큰 일입니더."
"저의 치료경험으로는 치료 후에도 매일처럼 일을 할 수밖에 없는 사람들은 완치가 어렵습디다."

그동안 너무나 오래 쉬었던 그는 아내와의 관계도 그리고 부모에게 끼치는 염려도 부담스러워 더는 집에 있을 수가 없다고 한다. 그러나 운행을 시작한지 며칠도 못되어서 교통사고를 내고 도피 중이라는 말이 들렸다.

사람은 일이 안 풀리고 어려우면 부모 탓 사회 탓으로 돌리고 본인은 항상 피해자라고 생각한다. 자신이 모든 현실세계를 창조하는데도 모르고 살아간다. 자신의 외부만 알지 내부는 들여다 볼 줄을 모른다. 내부의 고통 즉 내부에 무엇을 담고 있느냐에 따라 현실이 창조된다. 즉 내부에 괴로움을 품고 있는 자가 고통당하는 현실을 창조하기 마련인 것을. 딱하기 그지없다.

화상침과 발목삠

부산 대청동 용두산 근처에 있는 유명한 한정식 집에서 일어난 일이다. 그곳 여사장은 음식 솜씨가 뛰어나서 외국인들이 많이 찾는 집이다. 그녀는 오래 전부터 몸이 불편하면 종종 선생님께 치료를 받곤 한다. 그런 그녀는 손님들이 아프다면 열일을 제쳐두고 자연치유에 대해 홍보를 열심히 한다.

그녀의 고객들이 선생님께 거쳐 간 사람만 해도 엄청나다. 건물의 3층이 그녀가 거처하는 곳으로 계단을 통해서 오르내린다. 그녀의 친구가 밤늦게 놀다가 내려오면서 발목이 삐끗하여 크게 다쳤다. 병원에서 깁스를 하고 치료를 오랫동안 했으나 그래도 발을 끌고 다녔다.

이렇게 병원 치료만 해서는 하세월 이라며 선생님께 의뢰를 해왔다. 선생님은 보자마자 '구허' 혈과 발목에 사혈을 하셨다. 그리고 벌침 테스트를 거쳐서 이상이 없자 벌 한 마리를 집어서 한방 놓았다. 그러자 그녀는 방금 전만 해도 질질 끌던 다리를 비로소 힘을 주고 걷는다. 그런데 며칠 후 난리가 났다며 전화가 왔다.

"선생님. 그 친구가 발이 퉁퉁 부어서 난리가 났는데 내가 말을 잘해서 겨우 안심을 시켰습니다."
"아이고, 사장님이 고생하시네요?"
"뭘요, 친구가 다쳤는데 그 정도야 못하겠습니까?"

며칠 후 퉁퉁 부었던 벌독의 부기가 빠지자 거짓말처럼 깨끗하게 나아 버렸단다. 선생님은 사람들에게 틈만 나면 말한다. 이렇게 간단하게 고칠 수 있는 자연치유법을 외면하고 병원의 의사 말만 듣고 몇 달이나 고생을 하면서 끙끙대고 있는지 한심하기 짝이 없다.

화상도 그렇다. 불에 덴 상처부위에 침을 촘촘히 바둑판 무늬로 1~2시간 꽂고 있으면 진물이 배어 줄줄 흐르다가도 어느새 꾸덕꾸덕 굳기 시작한다. 아픈 통증도 사라지고 치료 후에는 흔적도 없이 깨끗이 낫는다.

아무리 심한 피부의 진피층까지 손상당한 화상일지라도 병

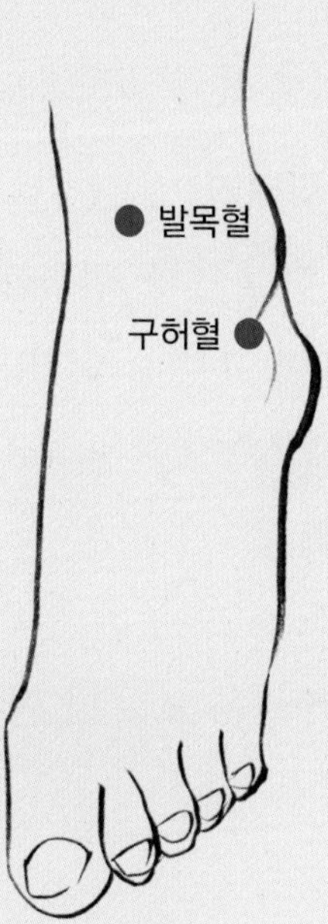

① 발삠에는 발목과 구허혈에 부항사혈과 벌침을 놓습니다.

원에 입원하지 않고 피부 이식수술도 하지 않고 간단하게 치료하는 구당 '김남수' 선생님의 세계에서 유일한 치료과정은 유튜브 에서도 쉽게 검색할 수가 있다. 돈도 별로 들지도 않는다. 조금만 배우면 누구나 단 시일에 자신은 물론 내 가족에게도 충분히 할 수가 있다.

이렇게 간단한데도 화상병원에서는 약을 발라 몇 년간에 걸쳐 피부를 벗겨내기를 반복하고 있다. 환자들은 피부를 벗기는 아픔에 몸부림치고 치료비 고통에 허덕이고 병원이 지옥이나 다름없다. 한편으로 속으로 생각을 해본다.

"이렇게 간단하게 고쳐 버리면 그 높은 병원의 빌딩들과 의사, 간호사, 수많은 종사자들은 모두 다 어쩌라고?"

"보나마나 엄청난 난리가 나겠지요."

손목 통증과 발가락 괴저

아름다운 '송여사'는 부산 광안리에서 왔다. 원래 그녀의 남편이 어깨가 아파서 수술 직전에 선생님께 치료를 받고 완쾌가 되었다. 남편은 문인작가협회에서도 유능한 시인이다.

그녀는 생활에 보탬이 되고자 일을 시작하였다가 무리를 하여 건강이 많이 나빠졌다. 남편의 권유로 선생님께 치료를 시작한 그녀는 손목을 돌리지도 못하고 문의 열쇠조차도 돌릴 수가 없고 칼질도 할 수가 없는 지경이었다. 기장의 어느 곳인가에서 손목에 뜸을 떴는데 뜸을 뜬 자국의 상처가 너무 험해서 차마 쳐다보기가 어려웠다. 얼마나 아팠으면 저리도 고운 손목이 보기에도 끔찍할 정도였다. 그래서 물어 보았다.

"무슨 뜸을 이토록 험하게 떴나요?"

"병원에 아무리 다녀도 낫지 않아 그래도 뜸이라도 뜨니 조금은 살 것 같습니다."

얼마나 답답하면 저랬을까. 이해는 되었다만 정보부족으로 벌어진 참사이다. 선생님께서 진맥으로 살펴보시더니 손목, 팔, 어깨, 목의 경추까지 탈이 났단다. 체구가 작은 그녀는 힘에 부치는 작업도 원인인 것 같았다. 치료를 하는 동안 많이 아픈데도 이를 악물고 잘 견뎌 내었다. 선생님은 뜸의 흔적을 깨끗하게 없애는 방법을 알고 계시는 것 같았다.

"뜸을 뜬 상처자국이 너무 심합니다."
"그래도 할 수 없지요."
"본래대로 이쁘게 돌려놓을까요?"
"할 수만 있다면 나야 좋지요. 그런데 그렇게 되나요?"

선생님은 빙그레 웃으셨다. 그리고는 곳곳에 부어오른 뜸자리에 사혈을 하고 벌침을 놓았더니 며칠 후 거짓말같이 흔적도 없이 사라진다. 그녀는 기뻐서 신이 났다. 그러면서 그녀는 선생님께 이것저것 다양한 주문을 쏟아내기 시작했다.

"선생님, 요즘 통 밥맛이 없어요."
"그래요? 그러면 안 되는데."

"왜요?"

"첫째도 입맛 둘째도 밥맛, 무엇이든 잘 먹어야 병이 낫습니다."

"? ?"

"인체의 에너지 발전소인 장 (腸) 이 건강해야 모든 장기가 원만하게 돌아가지요."

"네에~"

"암 환자도 밥맛이 살아나면 낫습니다."

"그렇군요."

손목 팔 어깨를 치료를 하는 동안 속이 답답하여 밥을 먹을 수가 없다고 했다. 그래서 손목치료는 뒤로하고 우선 장을 치료하기 시작하자 얼마 후 그녀는 잃었던 입맛을 회복하여 수시로 배가 고프다고 했다.

"두통이 심하여 불면증으로 잠을 잘 수가 없습니다."

"그러면 머리 정수리 부분에 면도기로 머리카락을 밀고 사혈을 해야 하는데 하실래요?"

"네, 그 까짓꺼 가발 쓰고 다니면 되지요."

"그렇게 하면 불면증과 두통은 물론이고 건망증과 치매, 중풍예방, 파킨슨병 모두 치료가 됩니다."

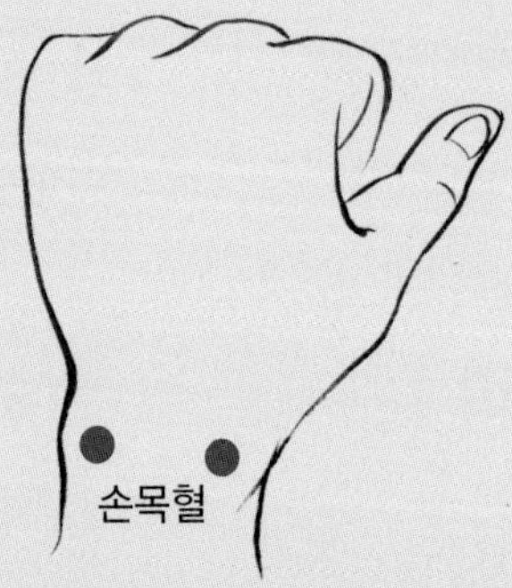

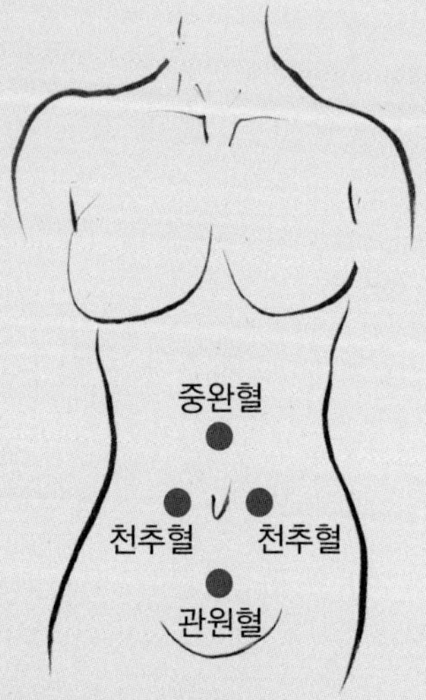

① 손목에 사혈과 벌침으로 흉터도 없애고 치료에도 뛰어납니다.
② 소화를 돕고 기운을 북돋우는 중완혈과 관원혈과 천추혈에 사혈부항을 합니다.
③ 머리꼭대기 정수리 백회혈에 가위로 잘라내고 약 5번 합니다.
④ 아픈 팔의 견우혈과 수삼리혈에 사혈부항을 합니다.

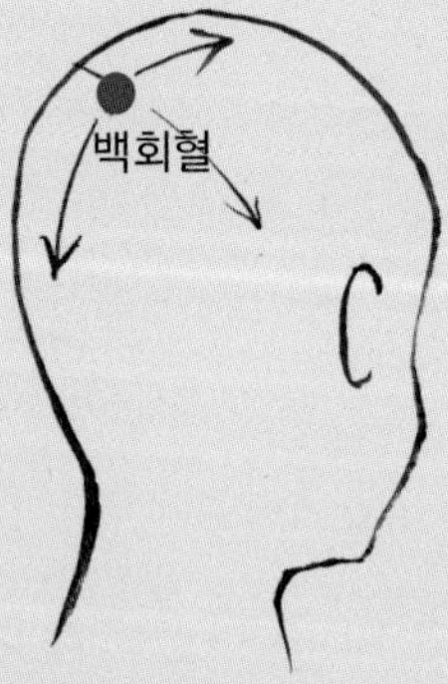

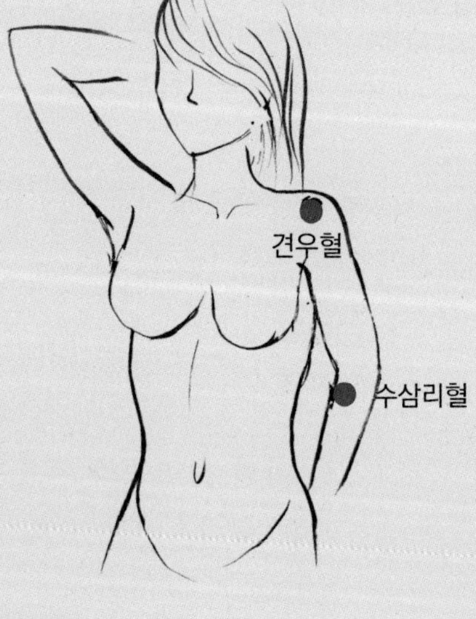

"당장 머리를 밀어 주세요."

머리를 깎고 치료하여 두통과 불면증이 없어지니 너무 기뻐한다.

"선생님, 오른쪽 옆구리가 많이 아파요."

확인을 해보니 우측 신장에 문제가 있다. 그래서 대추혈에서 독맥을 따라 흉추와 요추 그리고 미추혈까지 눌러 통증을 많이 느끼는 부위에 집중적으로 척추치료를 해 나갔다. 그녀의 오장육부 전체를 리모델링을 하는 셈이었다.

그녀의 병이 차츰 완쾌가 되어가자 울산에서 교편을 잡고 있는 딸도 데리고 왔다. 그리고 영도 초등 동창생 밴드에서 중병을 앓던 친한 친구를 '서울에 있다가는 죽는다' 면서 부산 동래로 내려오게 했다.

그 동창생 반장친구는 대학병원에서 새끼발가락을 잘라내고 네 째 발가락까지 자를 예정이었다. 서울에서 부산까지 처음에는 휠체어로 김해공항까지 데리러 갔으나, 그 후 부지런히 오르내리면서 치료한 결과 발가락이 모두 소생하고 혼자서 천리 길을 차를 몰고 휴게소마다 쉬었다가 다닌 끝에 이제는 휴게소에 들리지도 않고 한걸음에 다니면서 완쾌가 되었다.

이러한 사실은 아무리 말해도 본인과 소개한 '송여사'와 다녔던 담당 의사 외에는 곧이 듣는 사람이 없다.

올챙이배가 쏘옥

칠순을 훨씬 넘긴 곽순연 여사는 신앙심이 돈독한 인텔리 여성이다. 고급 공무원이었던 아버지의 중매로 장래가 촉망되는 남편과 결혼을 하여 행복하게 살고 있다. 활발하고 적극적인 성격에 신앙심도 깊어서 필리핀에 학교를 세우고 봉사활동으로 여생을 보내고 있다. 그런 그녀가 성당의 자매로부터 소개를 받아 선생님께 왔다.

"선생님, 머리가 너무 땡기고 아픕니다."

"어떻게요. 앞쪽인지 뒤쪽 인지?"

"뒷머리가 그렇게 아파요."

"어디 봅시다."

"밤에 잠을 잘 때면 머리에서 땀이 흘러서 베개가 흥건하게 젖어서 자주 깹니다."

"그래요?"

"하루 밤에 베게 커버를 네 개나 갈아야 합니다."

손가락으로 그녀의 머리를 만져보니 마치 달궈진 뜨거운 냄비와 같았단다. 특히 오른쪽 귀와 풍지혈 그리고 어깨를 누르면 소스라치게 놀란다. 그리고 뒷골이 땡기면 정신을 차릴 수가 없단다.

"그동안 고생이 많았습니다."
"선생님 어떻게 고칠 수가 있을까요?"
"어디 한번 해봅시다."

그렇게 선생님은 곽여사의 머리를 사혈침으로 찔러서 달궈진 피를 밖으로 흘리고 닦아내기를 약 한 시간 가까이 계속 하신다. 그리고 경추를 만져 보시더니 목과 어깨 치료도 같이 하니까 뜨거운 머리가 조금씩 식어간다.

"한번 누워 보세요."
"머리가 아픈데 누워도 괜찮을까요?"
"네, 괜찮습니다. 장의 기능이 떨어지면 장안에 고였던 분변과 노폐물에서 메탄과 암모니아 등 묵은 가스들이 장속의 혈관으로 스며들어 이 가스들은 혈액보다 가벼워 머리 위에 당도하여 머리가 항상 멍하고 열이나 두통으로 눈까지 충혈 됩니다."

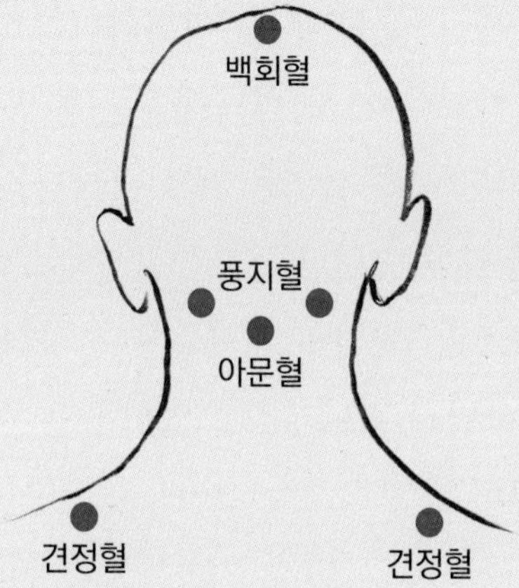

① 뒷머리 부분 아문혈과 귀뒤의 풍지혈과 견정혈에 부항사혈을 합니다.
② 소화를 돕고 기운을 북돋우는 중완혈과 관원혈과 천추혈에 사혈부항을 합니다.
③ 머리꼭대기 정수리 백회혈에 가위로 잘라내고 부항사혈을 합니다.

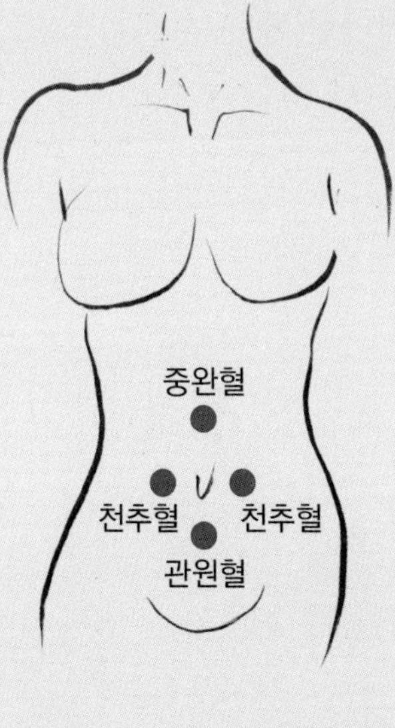

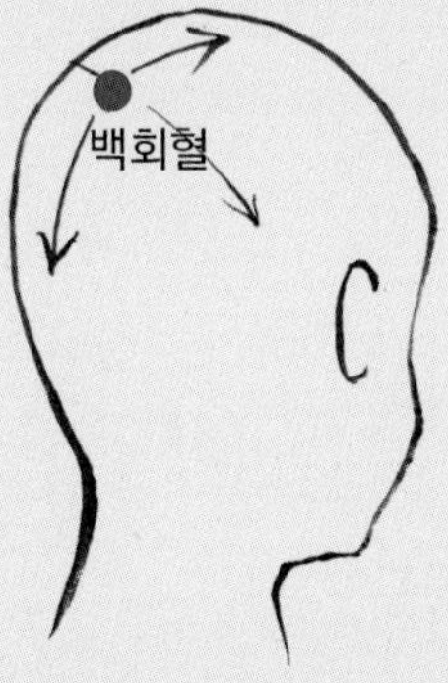

"정말 그런가 봐요. 눈도 못 뜰 지경입니다."
"안압도 올라가고 귀까지 먹먹해지는데 병원에서 아무리 'MRI'나 최첨단 사진 촬영을 해도 나타나지 않습니다."
"맞아요. 그런 것 같습니다."
"그런 줄도 모르는 병원의 의사들은 신경성이네 무슨무슨 증후군이네 하면서 스트레스로 얼버무립니다."
"맞습니다. 맞아요."

선생님은 환자를 눕혀서 위장과 소장과 대장을 치료하셨다. 누워있던 '곽여사'는 그제서야 그동안 이유를 알 수가 없었던 불룩한 배를 가리키며 웃는다. 주위의 지인들이 놀려대는 임신 수개월의 불룩한 배를 치료하기 시작했다. 한 달 가까이 치료를 계속하자 어느덧 커다란 배는 서서히 줄어들기 시작했다. 서너 번을 더 치료한 끝에 그녀가 말하기를,

"선생님, 요새는 하루 밤에 베게 하나로도 충분합니다."
"아이고, 축하드립니다."
"이제는 머리에서 땀도 흐르지 않고 편하게 잠을 잡니다."
"좋습니다."

한동안 좋아서 기뻐하던 그녀가 왠일인지 갑자기 발길을

뚝 끊었다. 영문을 모르고 있었는데 한참 후에야 그녀를 소개한 지인으로부터 그녀가 사고를 당해 병원에 입원해 있다가 얼마 전 퇴원을 했다고 한다. 성당의 자매들끼리 외식을 하러 시외로 나갔다가 승용차 브레이크가 풀리는 바람에 자동차 바퀴에 몸통이 끼어서 갈비뼈와 폐를 다쳤다고 한다. 선생님은 곧장 그녀와 통화를 하고서 어떻게 해야 좋을지 고민을 하고 있는 법원 뒤 그녀의 집을 방문했다.

"이렇게 찾아 주셔서 몸 둘 바를 모르겠습니다."
"천만에요. 이만하기 다행입니다."
"갈비뼈를 다치니 숨쉬기도 힘듭니다."

움직이지 못하고 호흡도 곤란한 그녀에게 선생님은 다친 갈비뼈 우에 왕쑥뜸을 떴다. 뼈 다친 곳은 쑥뜸이 으뜸이다. 이튿날 걷기 힘들었던 그녀는 조금씩 걸을 수가 있었고 숨쉬기도 수월하다며 무척 좋아한다. 그러기를 반복하다가 그녀는 병원에서 상상도 못하는 짧은 시간 안에 완쾌가 되었다. 그 후로 그녀는 계절이 바뀔 때면 맛있는 과일을 수년 째 보내오고 있다.

자연치유의 요체는 수천 년 계승되어 온 우리 민족의

의 · 식 · 주 생활을 살려 잘 먹고 잘 싸는 것. 나쁜 음식 먹고 배설을 제대로 못해 체내에 찌꺼기가 쌓이고, 쌓인 찌꺼기가 썩어서 독소를 내고 온몸에 염증을 일으키는 것이 만병의 근본인 만큼 지나친 육식, 탐욕의 식탁을 버리고 자연이 살아있는 건강한 식탁으로 바꾸자는 것이다.

내 몸과 건강을 의약품이나 병원에 맡기기보다, 내 몸이 가진 신비한 생명력과 자연 치유력을 회복하는 것이 올바른 치료법일 것이다.

박사장의 비염

선생님을 맹신하는 '박사장'은 발목 삠도 낫고 치루도 낫고 어디 조그마한 데라도 문제가 있으면 치료받고 나으니 자연 많은 환자들을 데리고 왔다. 그럴 때마다 선생님은 조심스럽게 타이르신다.

"무슨 병을 고치겠다고 자꾸 사람들을 데려 오시나?"
"하이고 선생님, 병원에서 못 고치니까 이리로 오지요."
"그래도 그렇지, 대강 하시게."

하기사 병원에 가봤자 마약성 진통제로 시간만 질질 끌다가, 아직 쓸 수가 있으니 조금 더 버텼다가 견딜 수가 없을 때 '그 때 가서 수술을 할테니 참고 기다리세요'라는 말밖에 더 듣겠는가.

환자가 더 이상 참을 수가 없는 한계에 다다라야 비로소 병원인지 철공소인지 망치며 전기톱, 끌, 정 등 연장이란 연장은 다 쥐고서 피비린내와 선혈이 낭자한 도살장처럼 작업을 한다. 도대체 의사인지 목수인지, 대장장이들인지 사람을 눕혀놓고 망치로 두드리고 톱으로 쓸고 깎고 뚫고 파고 참으로 끔찍하다. 사람의 몸이란 막힌 곳만 뚫어주어도 자연 재생력으로 살아난다. 툭하면 사람의 장기를 예사로 끊고 잘라 내버린다.

"선생님, 환절기만 되면 꽃가루 알러지로 코가 막혀서 죽겠습니다."

"이비인후과에 가 보았나?"

"가면 뭘 합니까? 백날 가봤자 코뼈가 비뚤어 졌다며 코 안에 소독제만 칙칙 뿌리고 그만입니다. 집에 도착도 하기도 전에 또 도집니다. 수십 년 째입니다."

"내가 고쳐주면 뭘 해줄래?"

"뭘 해드릴까요? 후후."

"해운대 김한수는 외제 자동차 사 준다고 했거든. 자네도 들었잖아?"

"아이, 그 형님은 빌딩이 팔리는 조건이잖아요?"

"하이고, 귀도 밝다. 하하."

선생님은 비염 치료를 할 때 부비동의 배출구멍인 비갑개가 비좁아서 방열은 안 되고 결로현상만 일어나 축농증, 비염 등으로 수많은 사람들이 환절기에 많은 고생을 한다고 한다. 비갑개가 커지거나 부어 있는 경우 뼈를 잘라 내거나 비갑개의 점막을 고주파 수술기로 응축시키기보다 코 안의 부어있는 부위를 찾아서 침으로 찔러 고여 있던 피와 노폐물을 흘리면 재치기를 엄청 하게 된다고 한다.

"아이고 원장님. 그렇게 긴 침을 콧구멍에 쑤셔요?"
"걱정마라. 침이 길어서 그렇지 하나도 안 아프다."

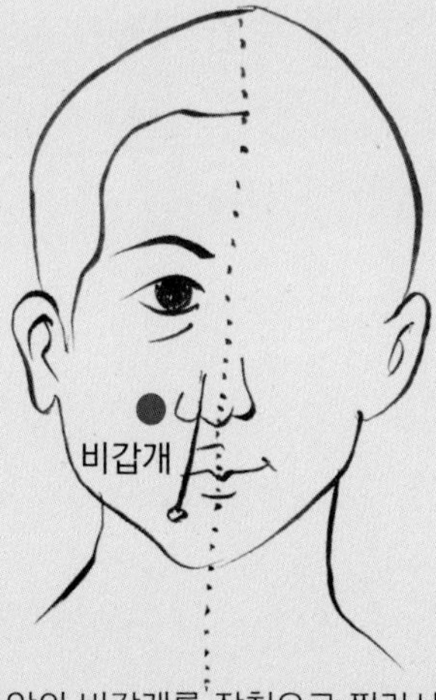

① 부어있는 코 안의 비갑개를 장침으로 찔러서 혈전을 빼냅니다.

"그래도 겁이 납니다."
"그럼 하지 말까?"
"아니요. 흑흑."

능숙한 손놀림의 선생님은 긴 침으로 부어있는 비갑개를 비롯 코 안에 부어있는 곳을 쑤셔서 혈전을 몇 덩어리쯤 빼내면 재치기를 엄청 한다. 몇 번을 하다보면 흐르던 혈전도 멈추고 비로소 코 안의 숨 쉬는 공간이 넓어져서 숨쉬기가 당장 수월해진다. 이때 소금물을 손바닥에 담아서 코로 들이켜서 입으로 뱉어내기 수차례 거듭하면 된다. 이렇게 하면 비염 등의 콧병이 너무나 수월하게 낫는다.

"아니 금방 이렇게 시원할 수가 있습니까?"
"어때, 신기하지?"
"어떻게 이런 치료법이 다 있나요?"

공사장의 치루

1968년 생으로 진해에서 사업을 하는 공성욱 사장이 발목을 다쳐서 해운대 안선생님께 치료를 받다가 더 심해져서 선생님께 전화가 왔다.

"선생님, 잘 계십니까? 나는 안성한입니다."
"아이고, 안교수님 어쩐 일입니까?"
"네, 내가 치료를 하고 있는 사람이 있는데 선생님께 부탁을 드립니다."
"어디가 아파서 그런데요?"
"이 친구가 발목을 심하게 다쳤습니다. 제가 지금 그리로 보내겠습니다."
"네, 그렇게 하시죠."

해운대 안교수에게 치료를 수차례 받았으나 낫지 않아 이곳 주소를 적어주면서 보낸다는 것이었다. 선생님께서는 며칠 만에 발목 삠을 고쳐 주었는데 그 후로 그는 종종 들러서 이것저것 묻기도 하고 치료하는 것도 빤히 지켜보고 자연의학에 각별한 관심을 보였다. 그러던 어느 날,

"선생님 저, 저, 말 못할 고민이 있습니다."
"뭔데 그러나?"
"변비도 심하고 치루가 있어 고생을 하고 있습니다."
"그래? 술을 자주 마시나?"
"네, 거의 하루걸러 마시고 있습니다."

사업수완이 좋아서 사람들과 자주 어울려 술을 자주 마시는 젊은 친구였다. 그러다 보니 대장이 좋지 않아 변비로 고생을 하고 치루수술까지 받았으나 완쾌가 되지 않아 늘 고생을 하던 중이였다.

그는 항문 속에 깨알 같은 것들이 손에 잡히다가 시간이 지나면 그것들이 커져서 휴지로 항문을 닦을 때면 불편했단다. 콩알만 하다가 과음을 한 다음날에는 풍선처럼 부풀어 올라 변을 보고난 뒤에는 항문에 들어가지도 않고 손가락으로 밀어 넣으면 들어간단다.

치루의 원인은 배설을 쉽게 하는 항문의 구조 중 항문 주

위선의 입구를 통하여 세균이 침범하여 염증을 일으키게 되면, 항문 주위에 종기 같은 고름이 고이게 되고 항문에 심한 통증과 함께 빨갛게 부어오르고 고열이 나며 심하면 패혈에 빠져 생명이 위험하기도 한다. 이것을 항문 주위 농양이라고 한다. 이러한 항문 주위 농양은 기타치열이나 궤양성 대장염, 크론씨 병, 직장 종양, 결핵에 의해서도 생기기도 한다.

항문 농양보다 더 깊이 생긴 직장 농양은 증상이 대변이 마려운 것 같고 감기 걸린 것 같은 미열에 전신이 피곤함을 호소하기도 한다. 이 고름이 점점 많아지게 되면 항문 주위의 약한 곳을 뚫고 진행한다. 일반적으로는 항문 주위 피부 쪽으로 터져 나온다. 이것이 만성이 되어 항문 내부 입구에서 바깥 피부쪽 입구까지의 통로가 육아조직으로 둘러 싸여 있으면 이것을 치루라고 한다.

늘 앉아 있는 직업을 가진 사람들, 즉 컴퓨터 프로그래머나 운전기사 같은 분들은 직장 쪽으로 치루가 뻗어 올라가는 경우도 있는데 이것을 직장 치루라고 한다. 치루는 발생이 되면 소수는 저절로 치유되는 경우도 있지만 대부분은 곪았다 터졌다를 반복하면서 가지를 쳐서 점점 복잡한 치루로 진행한다.

"공사장, 이 치료는 좀 거시기하네."
"넵, 선생님, 잘 알고 있습니다. ㅎㅎ."
"엎드려서 엉덩이를 처 들고 손은 머리를 감싸 쥐게."
"네. 뭔들 못하겠습니까."

증세가 점점 더 진행이 되어 크기가 엄지손가락보다 더 커져서 통증 바람에 앉아 있기도 힘들고 걸음을 걸을 때에도 엉덩이에 무슨 꼬리를 달고 있는 것처럼 불편하다고 한다. 선생님은 꼬리뼈 밑 장강혈에 사혈을 하기 위해 비닐장갑을 끼었다.

"엉덩이 부위가 민감하여 아플 테니 각오혀."
"괜찮습니다."
"아프면 아프다고 말을 해."
"넵, 알겠습니다."

항문 부위에 사혈을 하자마자 검붉은 혈전이 끝없이 빨려 나왔다. 맥주 컵 반이 차도록 나오더니 약 한 시간 후에는 새까만 점성(粘性)이 심한 걸쭉한 콜타르 같은 찐득한 혈전이 컵 아래 엉겨 붙어서 느릿느릿 빠져 나온다. 거의 다 빠졌다고 느끼자 거즈로 닦아내고 첫 치료를 마쳤다. 일주일마다

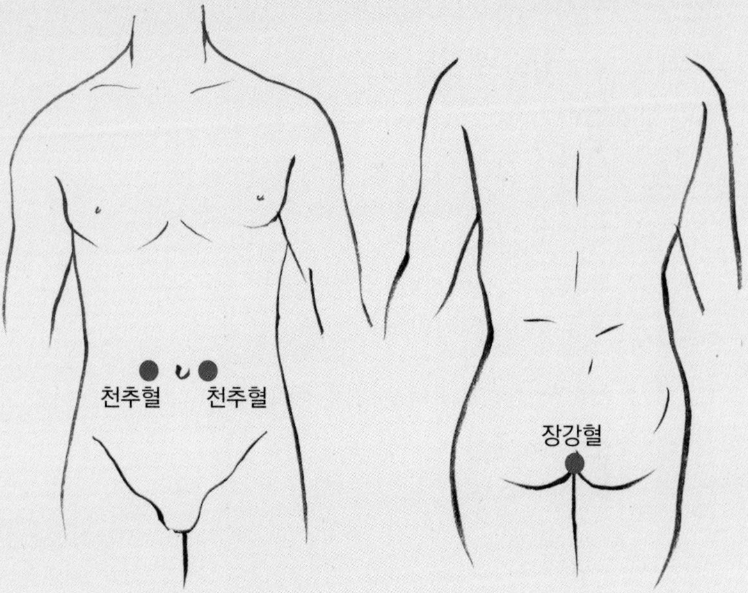

① 배꼽 양옆의 대장인 천추혈에 사혈부항을 합니다.
② 꼬리뼈인 장강혈에 사혈부항을 합니다.

두 번째, 세 번 째 에는 항문 속으로 손가락을 손수 넣어서 틀어진 꼬리뼈도 교정까지 하셨다.

"선생님, 이제는 변을 보아도 편안해졌습니다."
"그래도 방심 말고 뿌리를 뽑아야지?"
"네, 맞습니다."
"이 곳 혈자리가 왜 장강(長强) 혈이겠나?"
"잘 모르겠습니다만."
"남자가 오래도록 강해진다는 말일세."
"선생님, 고맙습니다."
"뇌에서 척추를 타고 내려오다가 이곳에서 거시기 요단강을 건너가는 곳일세."
"하~~!!"

얼마 후 그는 아픈 허리도 낫고 항문에 남아 있던 치루핵도 없어졌다며 몹시 기뻐하였다. 그러나 이런 모든 현상의 원인은 모두 장(腸)에서 기인한다. 그래서 위장 소장 대장은 오래도록 꾸준히 치료를 하였다. 몇 달 후 공사장은 싱글벙글 거리며 부인과 장모님을 모시고 오기에 이르렀다.

건망증과 치매

선생님이 사는 동네 뒷산에서 아침 운동을 수십 년째 하고 계신다. 아침마다 오르면서 많은 사람들과 인사를 나누며 자연히 서로 알게 되는데 그중에서도 유독 폰으로 뉴스를 듣고 또는 신문을 읽으면서 같은 방향으로 오르내리는 여성이 있었다. 선생님과 눈인사를 건넨지는 오래 되었다고 한다.

볼 때마다 그녀의 눈가에는 조그만 혹이 갈수록 점점 자라고 있었다. 몇 년을 그냥 무심코 보아 넘기다가 어느 날 고드름같이 달린 혹을 보고 직업의식이 발동하여 그녀에게 넌지시 물었다.

"눈가에 그 혹 때문에 보기에도 안타깝네요. 제거 할 생각은 없는가요?"

"후후. 고맙습니다. 그러지 않아도 답답하여 병원에 가서 물었더니 복잡한 시신경 때문에 수술하기가 곤란하다고 합디다."

"그래요? 내가 한번 고쳐 볼까요?"

싱글거리며 웃으며 건네는 선생님의 말씀에 그녀는 농을 거는 사람으로 취급하며 지나쳤다. 며칠이 지난 후 선생님은 그녀에게 선생님이 운영하고 있는 웹 사이트 주소를 가르쳐 주었다.

그 후 그녀는 사이트에 접속을 해보았는지 그 때부터 이것저것 물어보기 시작했다. 몇 달이 지나자 그녀는 자연 치유에 대한 이해와 전통의술에 대해 어느 정도 이해를 하는 것 같았다.

하루는 그녀의 진지한 요청에 의해 치료를 하게 되었는데 눈가에 치료는 생각보다 힘들었단다. '상정명' 혈에 근접한 작은 부항을 걸어 혈전을 뽑아내기를 한 달 가까이 지나서야 비로소 혹이 좀 줄어드는 것 같았다고 말씀하셨다. 원래 그녀는 일찍부터 축농증을 앓아 부비동이 막힌 상태였기에 그런 것 같다고 했다. 그런데다 오래도록 두통으로 수십 년간을 시달렸으니 뇌세포의 소멸현상과 더불어 복합적인 형태로 나타났으리라.

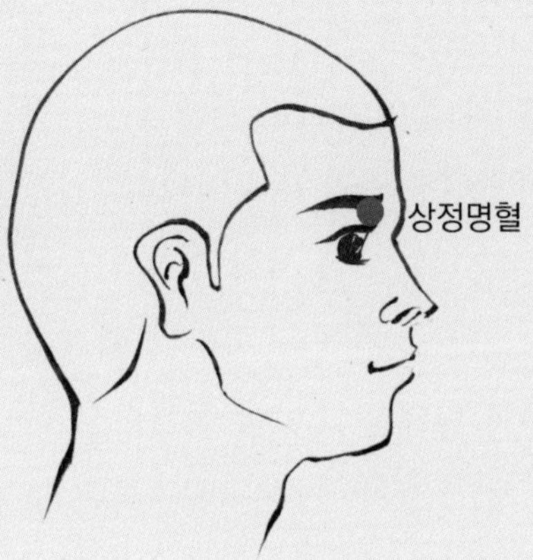

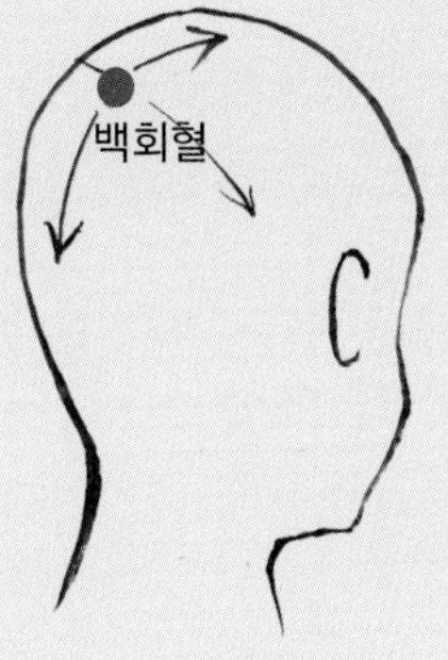

① 눈가에 있는 상정명혈에는 제일 작은 부항컵으로 사혈부항을 합니다.
② 머리꼭대기 정수리 백회혈에 가위로 잘라내고 부항사혈을 합니다.
③ 엄지발가락 옆 무지외반증 자리에 사혈부항을 합니다.
④ 소화를 돕고 기운을 북돋우는 중완혈과 관원혈과 천추혈에 사혈부항을 합니다.

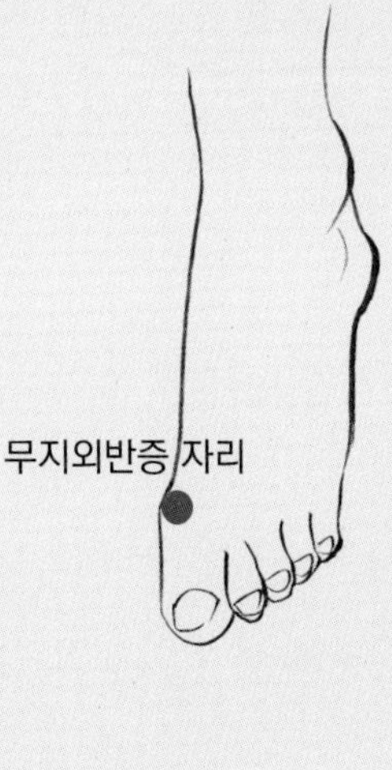

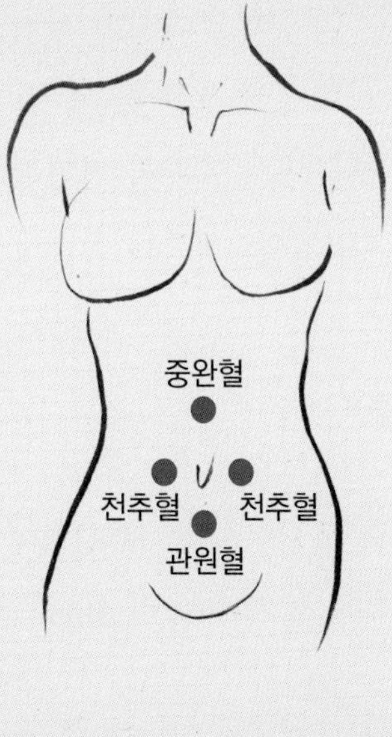

그녀의 딸이 일본으로 유학을 가면서 신신당부하기를 '가스렌지 확인' '수도꼭지 확인' '전기장판 플러그 뽑기' 등을 종이에 커다랗게 적어 현관 앞에 붙여놓고 갔다고 한다. 엄마의 건망증이 치매 버금가는 수준이었기 때문이었다. 원인은 머리 코 귀 할 것 없이 모두가 막혔기에 시력도 청력도 비염 모두가 나빴던 것이다. 그래서 눈가에도 머리의 백회혈도 정수리에 머리카락을 잘라서 혈전을 뽑아야 하겠다고 하신다. 알고 보니 일찍 사별을 하고 혼자서 아등바등 사는 모습이 보기에 안타까워 이제는 외면할 수도 없는 처지가 되어갈수록 진퇴양난이 되었다고 하셨다.

선생님은 엄청난 혈전을 뽑고 나서야 비로소 어두웠던 그녀의 얼굴이 맑아지기 시작했단다. 신장도 좋지 않아서 아침에 산에서 체조를 할 때 뒤에 있는 사람이 등을 두드리면 허리 부근에서 아파서 견디질 못했다 한다. 한마디로 총체적인 난국이었다.

그렇게 치료를 하기를 약 한 달이 넘어가자 눈가의 혹이 서서히 줄어들기 시작했다. 그리고 약 석 달 후 그 길쭉한 피노키오 코같은 혹이 완전히 사라져 버렸다. 산에서 그녀를 보는 사람들마다 요리 살피고 조리 살피고 주위에 모여들어 다들 신기해했다. 그녀는 이제 신이 났다.

선생님께서는 그동안 자가 치료를 할 수 있도록 교육을 많이 시켰는데 가르치면 열성을 다하는 맹렬여성이 되었다. 자신의 머리도 직접 삭발하고 백회혈과 풍지혈에도 엄청난 혈전을 뽑았다고 한다. 그 후로 그녀는 무지외반증, 무릎관절, 발목 관절, 허리 관절, 어깨 관절, 어디 치료를 하지 않는 곳이 없었다. 고생은 했으나 훌륭한 제자를 하나 건진 셈이다.

결핍은 결핍을 창조할 뿐이다. 사람의 원함이 간절할수록 이루어지는데 한구석에도 의심과 두려움이 없이 완전해야 한다. 인간의 잠재의식은 상상과 실제를 구분하지 못하기 때문에 이미 풍족하다고 생각하면 실제로 풍요로움이 이루어진다. 자신이 안고 있는 모든 질병들도 낫고자 하면 마침내 낫는 일이 벌어지게 마련인 셈이다.

벌침과 부부 금슬

선생님께서 동래에서 치료소를 운영하던 때의 사례이다. 친구의 소개로 온 '소희'씨는 틀어진 골반과 수족냉증 그리고 자기 말로는 걸어 다니는 종합병원이라며 치료를 받으러 왔다. 몸매나 얼굴은 보기에도 탤런트 뺨치는 수준이어서 남편에게 많은 이쁨을 받으며 무척 행복할 거라고 생각했는데, 치료를 몇 주째 계속 하다가 어느 날 함께 온 친구들이 한 이야기를 듣고는 깜짝 놀랐다.

"애, 너는 니 신랑 보기 미안하지도 않니?"
"또 왜 그래?"
"오죽하면 친구인 나한테 하소연을 하겠니."
"그이가 또 전화질을 했구나."
"그래. 해도 해도 너무한다."

선생님은 무슨 얘기인지 계속 듣고만 계셨다. 그녀의 남편은 외항선을 타는 선장이었는데 몇 달을 바다에 떠 있다가 오래간만에 집에 오기만 하면 부부싸움 이란다.

"얘 너희 남편 생각도 좀 해줘야지."
"내가 무얼?"
"너의 남편이 무슨 재미로 망망대해 한가운데 떠다니며 돈을 벌려고 하겠니?"
"너는 잘 알지도 못하면서 함부로 말 하지 마."
"니가 밤마다 잠자리를 거부 한다며?"
"그이가 그러던?"
"어쩌면 그럴 수가 있니?"

친구들이 입을 모아 일방적으로 몰아 부친다. 듣고 있던 그녀는 짜증을 내면서 대꾸를 한다.

"얘, 나는 그 짓이 싫어. 아파 죽겠어. 남편이 옆에 오면 무서워 겁이나. 빨리 배를 타러 갔으면 좋겠어."

친구들은 이해를 할 수 없다는 듯이 혀를 끌끌 찬다.

"신랑 인물 좋겠다 건강 하겠다 돈 잘 벌겠다 도대체 너는 무엇이 불만이니?"
"너희들은 내 속을 모르는 소리 좀 하지 마."

선생님은 대충 짐작하고 그녀의 아랫배를 만져 보셨다. 아니나 다를까 아랫배는 얼음처럼 차갑다. 그리고 누르니까 통증으로 아프다고 소리친다. 선생님은 그녀의 자궁 상태가 염증이나 기타 질병으로 인해 남편을 멀리 한다고 생각하고 단전 양옆의 난소혈에 혈전을 몇 차례 뽑아내고 마지막에는 벌침을 놓았다. 이틀 후 그녀에게서 전화가 왔다.

"선생님 아래가 너무 퉁퉁 부었습니다. 괜찮겠습니까?"
"네, 며칠만 참으시죠."
"부끄러워서 목욕탕에도 가지 못합니다."

선생님은 괜찮다고 하면서 조금만 참으면 된다고 했다. 그리고 이튿날 전화가 와서,

"선생님 소변을 보면 고약한 냄새가 너무 많이 나고 누런 물이 엄청 나옵니다."

선생님은 아주 좋은 현상이라고 말해 주었다. 며칠이 지나

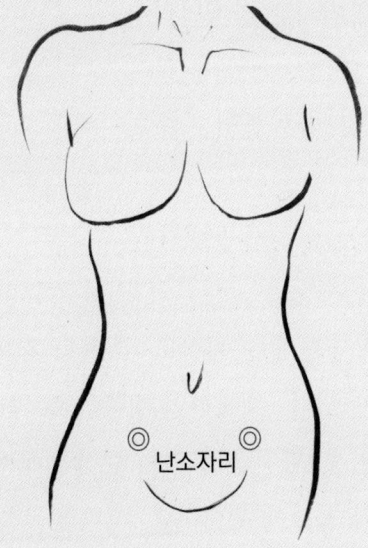

① 여성의 아랫배 난소혈에 부항사혈과 벌침을 놓습니다.

서 찾아온 그녀는 고백을 한다.

"선생님, 많이 좋아졌습니다."
"그렇지요?"
"남편이 선생님께 인사를 하겠답니다."
"네, 한번 오시지요."
"네, 그리고 치료도 계속 받았으면 합니다."

그녀는 이쁜 얼굴로 수줍게 웃었다.

부부간의 성적인 결합에 의해서도 두 사람 사이에 카르마의 교환이 일어나게 된다. 육체적인 접촉을 통해서 된다기보다는 전자기적인 현상, 쾌감을 느끼는 현상을 통해서 강하게 두 사람의 에너지가 통하게 된다.

부부의 얼굴이 닮아가는 것은 서로 에너지 교환이 되어서 그렇다. 예를 들어 유흥업소녀들처럼 정신적으로 통하지 않는 사람들과의 무분별한 성적 연결이 된다면 두 사람사이에 카르마의 교류가 일어나기 때문에 자신의 운세, 운명에서 영향을 받을 수 있다. 좋지 않은 에너지를 전달 받을 수 있기 때문이다

성적인 교류 외에도 감정적인 교류도 강한 영향을 준다. 특히 오라의 밀도가 강한 사람은 더 강한 영향을 줄 수 있다. 조상의 영향, 부모의 영향, 배우자나 연인관계에서 성적에너지의 영향, 가까운 사람과 대화하거나 감정적으로 영향을 주고 받을 때에도 교류가 일어난다.

자신의 마음과, 말, 행동을 일치 시킬수록 강한 영향력을 주게 된다. 모든 인연에 있어서 신중해야 하고, 내가 무엇을 추구하고 상대방에게 어떤 영향을 미치는지 우리는 늘 생각하며 살아야 할 것이다.

식욕과 부랑자

선생님을 천하의 명의라고 입에 침이 마를 날이 없이 칭송하는 '성사장'은 자신의 아주 자그마한 잔병이라도 날라치면 득달같이 달려와서 치료를 하곤 한다. 어느 날 노인부부를 데려왔다.

몇 달 째 병원을 다녔으나 밥도 못 먹고 곡기가 끊긴 상태였다. 보아하니 저승길에 나선 사람 같았다. 내가 보기에도 환자의 말이나 행동거지가 썩 내키지 않는 욕심 많고 배려 없는 노인 같았다.

의자는 환자를 보면 살릴 사람과 그냥 두어야 할 사람을 분별할 줄 알아야 한다. 그러나 하도 '성사장'의 간청에 못 이겨 선생님은 막힌 척추를 열고 위, 소, 대장혈에 침과 뜸을 떴다. 그랬더니 아닌게 아니라 조금도 참을성이 없는 노인네가 소리를 지른다.

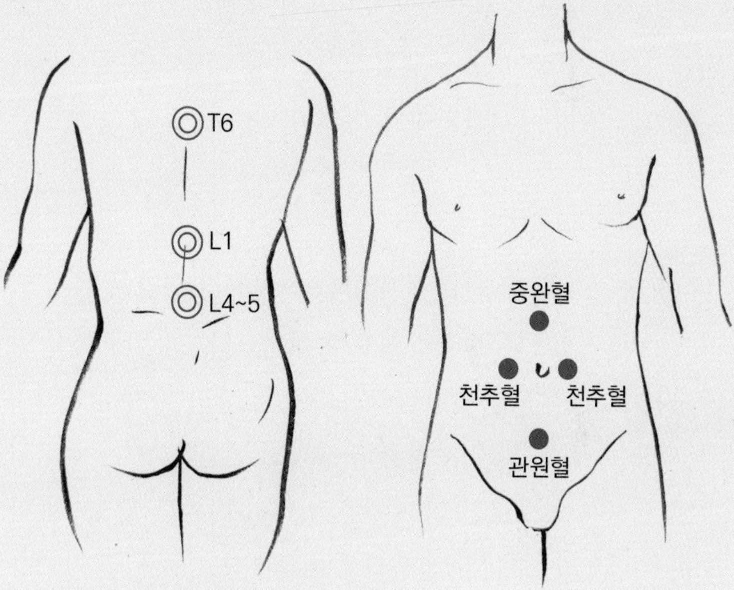

① 위장의 관문 흉추 6번과 대장의 신경회로인 요추1번, 소장의 관문 요추 4~5번에 부항사혈을 합니다.
② 소화를 돕고 기운을 북돋우는 중완혈과 관원혈과 천추혈에 사혈부항과 식은 장에 뜸을 뜹니다.

"아이고 뜨거워 나 죽겠네. 그만 그만."
"초등생들도 잘 참는데 참으세요."
"아이고, 나 살려라."

나잇값도 못하는 부랑스런 노인네가 뜨겁다고 고래고래 고함을 친다. 엄살이 도가 넘었다. 그래서 대충하고 끝냈는데도 씩씩거리며 구시렁거리자 그의 아내가 슬슬 구슬리며 끌고 나갔다.

며칠 후, 그의 아내가 '성사장'을 찾아와서 영감이 이제 밥도 잘 먹고 살게 되었다고 실토를 하더란다. 그런데 정작 당사자는 쓰다달다 말 한마디 고맙다는 인사도 하지 않더라며 '성사장'은 화를 참지 못하고 선생님께 전화를 한다. 선생님은 웃으면서 앞으로 그런 사람은 아무리 아파도 못 본 척 하시라고 일렀다. 그리고 선생님은 옛날부터 전하는 한 사례를 들려주었다.

춘추전국시대 제나라의 명의가 먼 길 왕진을 가면서 제자에게 함부로 아무나 치료하지 말라고 신신당부를 하고 길을 떠났다. 며칠 후 인근 지방의 큰 재력가가 중병이 들어 찾아와서 명의가 없는 방에 드러누웠다. 제자는 못본 척하고 스승님이 오시기만을 기다렸다.

장마철 강물이 불어나자 스승님이 오실 날은 기약이 없다. 시간은 흐르고 환자의 죽어가는 소리와 환자가족들의 협박과 뇌물공세에 못 이겨 치료를 하고 말았다. 그리고 재력가는 몸이 회복되어 돌아갔다. 스승님이 오시자 은근히 의술을 뽐내며 이실직고를 했던 제자는 곧바로 쫓겨났다.

스승의 말씀을 거역한 죄로 쫓겨난 제자는 억울하고 분했다. 그 후 세월이 흘러서 제자에게서 목숨을 구한 재력가는 이웃 연나라로 가서 장수가 되어 제나라로 쳐들어와 수많은 인명살상을 하였다. 그때 그 제자도 연나라 군사들에게 죽임을 당하고 말았다.

선생님이 마지못해 살려낸 그 영감님이 며칠 전 차를 몰다가 인도를 걷고 있던 50대 중년여성을 치여 사망케 한 소식을 '성사장'을 통해 듣게 되었다. 선생님은 그때 그 영감을 살리는 것이 아니었는데 후회막급이라며 탄식을 늘어놓았다. 하늘은 사람 보아가며 살리라고 하는데 아무나 살리면 죄를 짓게 된다고. 이를 어쩔꺼나.

이 세상에는 우리의 삶을 지배하는 위대한 법칙들이 존재하고 있다. 사람의 영혼이 지구로 오는 것은 그 영혼의 배움과 성장을 위해서다. 영혼의 세계는 계속해서 창조하고 유지하기 위해 여러 영혼들의 경험이 필요하다. 영혼은 스스로 목적을 정하고 지구에 왔으며, 배움을 실현하기에 적절한 육신을 찾아 깃든다. 사람으로 지구에 왔다면 무엇 때문에 왔는지 무엇을 해야 하는지를 쉼 없는 공부와 수행을 통해서 깨달아야 인간이라 할 것이다.

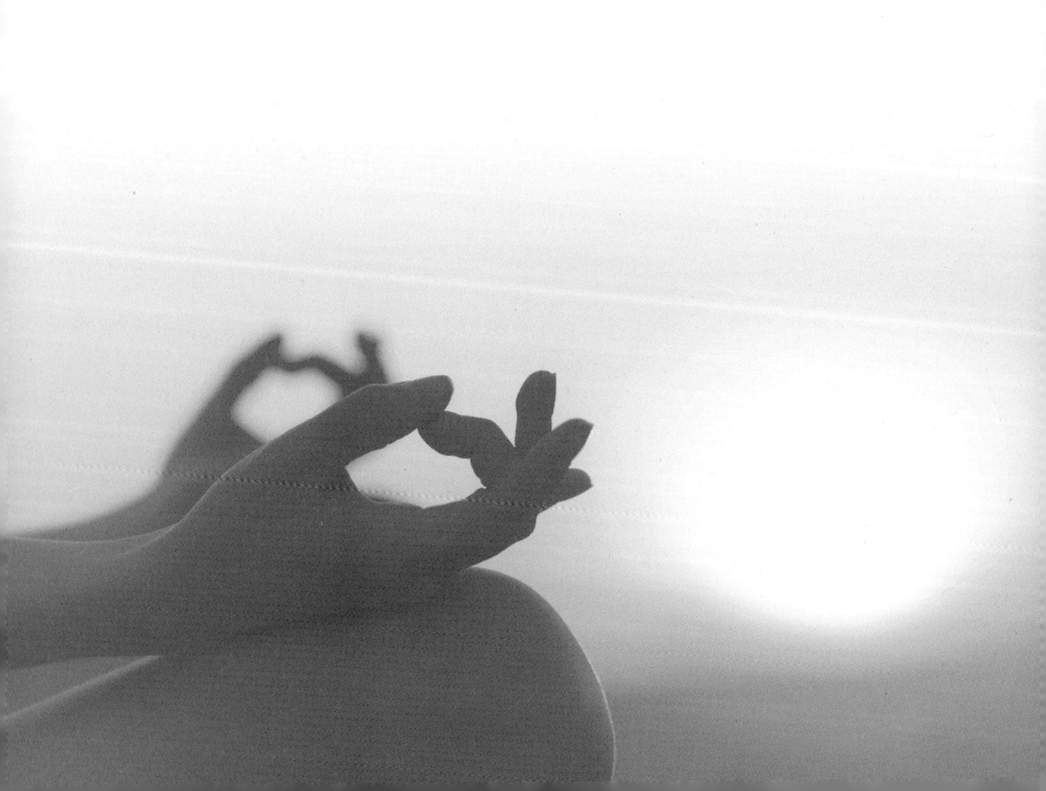

두통과 벌침

부전시장에서 갈치를 파는 생선 좌판 아줌마는 당시 50대 중반이었다. 그녀는 머리가 하도 아파서 오전 열 시부터 오후 두 시까지 생선을 팔면서 두 눈은 늘 감고 있다. 그녀의 단골들은 그의 두통을 모르는 사람이 없어 돈은 알아서 놓고 생선은 스스로 챙겨간다.

치료소 바로 밑에서 장사를 하는지라 선생님께 치료하러 온 그녀에게 머리 정수리 백회혈과 항상 통증으로 아프다는 왼쪽 귀 우에 살아있는 벌을 집어서 벌침을 놓았다.

"아이고, 아파라."
"벌침 처음 맞습니까?"
"어려서 촌에서 클 때 마이 쏘였어요."
"벌침은 머리 두통이나, 어깨, 팔꿈치, 손목, 무릎, 발목 등 주요 관절부위에 있는 염증을 치료합니다."

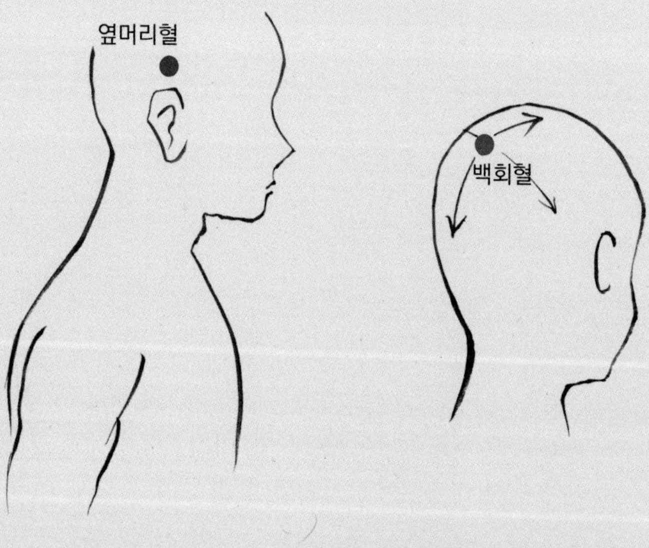

① 통증으로 욱신거리는 옆머리 아시혈과 백회혈에 벌침을 테스트한 후에 한 군데 한 마리씩 놓습니다.

"좋다고 말은 많이 들었지만 너무 아프네요… 아이고 아파라."

그로부터 이틀 동안 그녀의 좌판에서 그녀는 보이지 않았다. 사흘째 되는 날 그녀로부터 전화가 왔는데 머리와 이마와 눈이 너무 부어서 난리가 났다고 했다. 선생님은 염증이 많으면 많이 붓는다고 하면서 일단 한번 오시라고 했다. 친구와 함께 온 그녀는 얼굴이 너무 퉁퉁 부어 보기에도 민망하다.

"원래 염증이 많은 사람일수록 많이 붓습니다."
"그치만 사흘째 장사도 몬 하고 이게 뭡니까?"
"그래도 치료효과는 크니까 참으세요."
"이럴 줄 알았다면 처음부터 안 맞는 건데…"

그녀가 화장실을 가기 위해 자리를 비운사이 그녀의 친구가 선생님께 귀엣말을 한다.

"선생님 저 친구는 잦은 부부싸움에 걸핏하면 남편으로부터 늘 각목으로 머리를 두들겨 맞았어요."
"역시 그랬군요."

"술만 마시면 흉기를 휘두르는 남편은 몇 해 전에 죽었습니다. 아마도 그때 맞은 후유증으로 머리가 많이 아플 거예요."
"네 그렇지요. 원인 없는 결과는 없습니다."

잠시 후 화장실에서 돌아온 그녀는 불편하더라도 좀 참아보라는 선생님의 말씀에 대꾸도 없이 돌아갔다. 그로부터 사흘 후에 그녀는 음료수 박스를 들고 다시 나타났다. 그리고선 선생님께 감사하다는 인사를 한다.

"선생님 날마다 오전 열 시부터 오후 두 시까지 머리가 아파서 견디지 못했는데 머리가 퉁퉁 부운 부기가 빠진 이후로 그 증상이 말끔하게 사라졌습니다."
"그래서 고생은 되더라도 참고 견디라고 했던 겁니다."
"정말 고맙습니다."

선생님은 시장에서 어렵고 힘들게 사는 상인들을 많이 보아왔다. 남편이 무능하거나 알콜 중독자이거나 아니면 자식이 직업도 없이 무위도식 하면서 빠듯한 장사로 연명하는 엄마를 폭행하며 돈을 갈취하는 패륜아들을 많이 보아왔다. 그런 남편과 자식을 둔 사람들의 몸은 성한 사람들이 별로 없었다. 사회 구조적인 모순으로 악순환의 연속이다.

서민들은 그렇지 않아도 팍팍한 살림살이에 주눅이 들어 있는데, 부동산 투기로 일확천금을 노리는 사람들이 보라는 듯, 활보하는 세상은 썩은 세상이다. 이것을 방조, 방치하는 세상은 존립할 하등의 가치가 없다.

"내가 집값이 올라서 화가 난 사람이야. 나는 집값을 떨어뜨리기 위해 안간힘을 쓰는 사람이다. 집값 올라봐야 아무런 플러스 되는 게 없다" 이 말을 한 사람은 부동산 재산만 289억을 가지고, 부동산3법 통과 후 73억의 시세차익을 남긴 '국민의 힘' 소속 국회의원 '박덕흠'이다. 그래서 국회의원 3선 내내 오직 국토부만 고집했던 건가?

그로부터 약 20년 후 선생님은, 부전시장 근처에 볼일이 있어 옛 치료소 부근으로 가서 지인들을 만나 보았다. 아직도 그 자리에서 장사를 하고 있는 사람들 가운데 반갑게 맞아준 갈치 아지매는,

"선생님. 그때나 지금이나 하나도 안 변했네예?"
"아지매도 그대로 이네예."

변강쇠가 되다

60대 중반의 부부가 치료를 위해서 선생님께 찾아 왔다. 부산에서는 꽤 규모가 큰 완구공장을 하고 있다. 올챙이배가 쏘옥 들어간 곽여사의 소개를 받고 오셨다.

완구공장 '손사장님'에 비해 사모님은 우스개 소리도 곧잘 하시는 유쾌한 분이다. 치료를 하면서 스스럼없이 어울려 식사도 같이 하고 술자리와 노래방까지 흥겹게 이어지다보니 자연스레 친밀해졌다. 마침내 서로 간에 스스럼이 없는 사이가 되자 사모님께서는 선생님께 속내를 털어 놓았다.

"선생님, 고민이 있는데…"
"어떤 고민을 하고 있습니까?"
"말 못할 고민입니다."
"그러면 말문을 열어 보시지요."

몇 년 전부터 남편이 부실하여 부부 사이에 관계가 없다고 속상해 한다. 법적인 소송일로 스트레스를 받았음인지 아니면 심장병으로 해서 그런지 몰라도 아예 관심조차 없다고 한다.

"그래요? 그러면 일단 손사장님과 먼저 상담을 해볼게요."
"아이고, 선생님 상담을 하나마나 입니다."
"하기사 가해자보다 피해자인 사모님이 우선이니."

치료일이 되어서 선생님은 손사장의 이모저모를 살펴보았다. 양 젖꼭지 중앙인 전중혈을 살짝 눌렀는데도 아파서 입을 딱 벌린다. 그 밑으로 명치혈에도 많이 막혀 있다. 배꼽 밑 단전혈 역시 차고 딱딱하게 굳어서 꽉 막힌 상태이다. 그러고 보니 가슴부터 거시기 부근의 아래까지 전부 막혔다.

"사장님, 무엇 때문에 이 지경입니까?"
"말도 마세요. 사기를 당해서 법적인 소송일로 골병이 들었습니다."
"해결은 되었나요?"
"아직까지 진행 중입니다."
"해결이 되어야 할 텐데…"

사람들은 대부분 법적인 소송일로 시달리다보면 금전문제도 그렇지만 대부분 건강마저 해치게 된다. 마치 늪 속에 빠져서 허우적거리다가 기진맥진 몸도 마음도 모두 지쳐버린다.

선생님은 우선 손사장 등의 2번과 12번 흉추와 요추 4~5번을 먼저 열고 다시 앞 쪽의 임맥혈이 통하게 위에부터 아래까지 통하도록 관통 치료를 하셨다. 심장의 전중혈과 아랫배 단전에는 말할 것도 없이 엄청난 혈전이 빠져 나왔다.

"선생님, 이제 숨통이 터지는 것 같습니다."
"그렇지요?"
"늘 갑갑하고 숨이 찼는데 시원해지는 느낌입니다."
"네, 좋은 결과가 있을 것입니다."
"감사합니다."

부항사혈을 다 마치고 나서 벌의 침을 뽑아서 화살촉처럼 생긴 벌침 앞부분 1/3 은 잘라 버리고 벌독의 주머니인 독낭이 달려있는 나머지를 핀셋으로 집어서 남자 성기의 요도 속으로 밀어 넣었다. 넣기 전에 핀셋에 물을 약간 적셔서 몇 방울을 먼저 넣고 넣는다. 순간 '손사장'은 아래가 따끔 하자

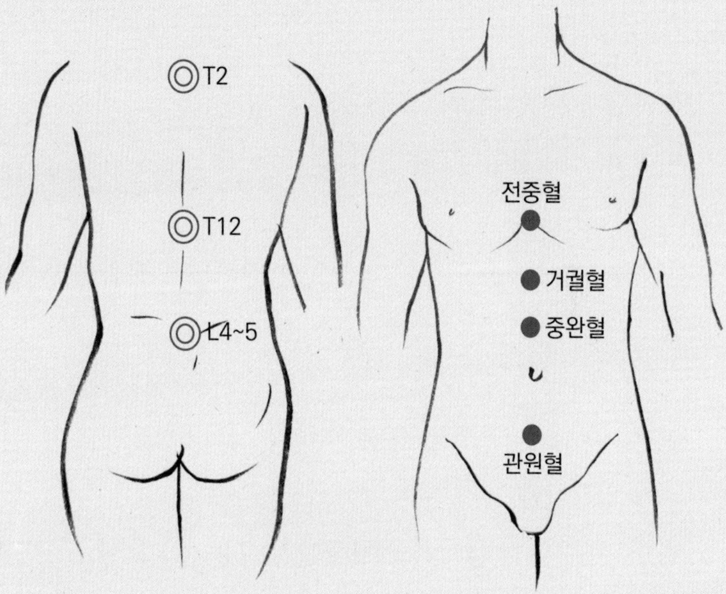

① 등 뒤의 심장으로 통하는 흉추 2번과 흉추 12번, 요추 4~5번에 사혈부항을 합니다.
② 앞쪽의 전중혈과 거궐, 중완혈과 관원혈에 사혈부항을 합니다.
③ 단전과 회음혈에 부항사혈과 벌침을 놓습니다.

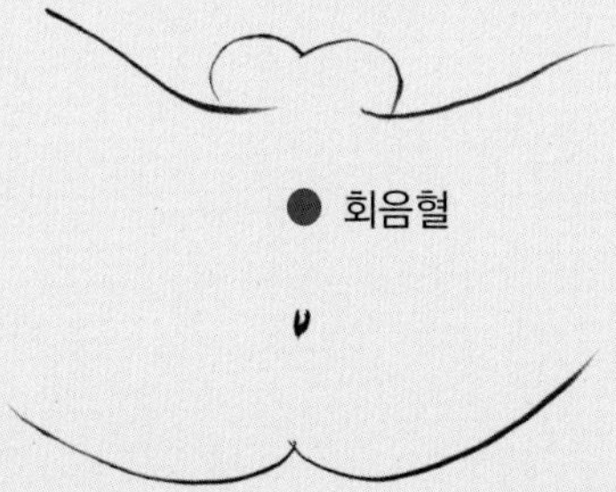

놀라서 꿈틀 한다.

"따가워서 놀랐지요?"
"아이고, 얼얼합니다. 하하."

선생님은 놀란 '손사장'에게 안심을 시키면서 말씀을 하시기를,

"젊은 사람들은 곧바로 통통 부어서 성기가 두 배로 부을 수가 있습니다."
"네, 소문은 익히 들어서 어렴풋이 알고는 있습니다."
"나이가 많은 사람들은 서너 번을 해야 통통 붓게 됩니다."
"그렇군요."
"그리고 시술을 한 후 처음 소변을 볼 때는 따끔거리면서 통증 느낍니다."
"많이 아픕니까?"
"조금 불편한 정도입니다."
"알겠습니다."
"그러나 그 다음부터는 아무렇지도 않습니다."
"네."
"팬티에 누런 농이 묻어 있을 때도 있습니다. 그것은 성기

해면체에 그동안 찌들어있던 노폐물들입니다."

"좋은 현상이군요."

"그렇습니다. 하지만 한동안 많이 가려우나 참으시면 좋은 결과가 있을 것입니다."

그로부터 계속된 치료는 약 3개월이 지나자 찾아오신 사모님은 생글생글 거리는 웃음이 입부터 귀까지 걸렸다. 그리고 아직 장가를 가지 않은 아들의 불편한 어깨 치료를 부탁하면서 하는 말씀이 걸작이다.

"선생님 우리 아들은 다른 곳은 치료해도 절대로 거시기는 치료 하시면 안 됩니다."

"후후, 네, 잘 알았습니다."

척추와 장기의 연관성

신경선이 영향을 미치는 부위와
발병할 수 있는 질환

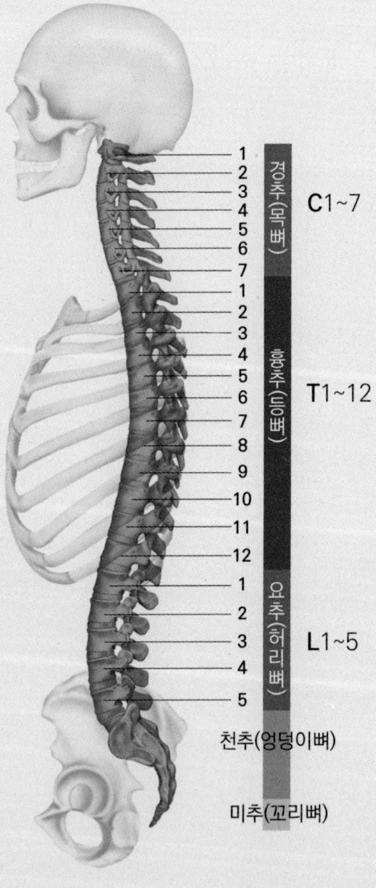

C(경추/목뼈, 목신경)

C1. 머리-두통, 불면증
C2. 눈-눈병, 귓병
C3. 치아-신경통
C4. 코-부비공염
C5. 성대-인후염, 쉰목소리
C6. 목-편도선염, 백일기침
C7. 어깨-갑상선질환

T(흉추/가슴뼈, 가슴신경)

T1. 손-손가락 통증
T2. 심장-심장기능장애, 가슴아픔
T3. 폐-기관지염, 폐염
T4. 간-담낭염
T5. 쓸개-간장병
T6. 위-소화불량, 위질환
T7. 췌장-당뇨병, 위염
T8. 비장-딸꾹질
T9. 부신선-알레르기
T10. 신장-신장병, 신염, 만성피로
T11. 요관-습진, 피부발진
T12. 소장-류마티스, 가스통증

L(요추/허리뼈, 허리신경)

L1. 대장-변비, 설사, 대장염
L2. 복부-경련, 호흡곤란
L3. 생식기-방광질환, 월경장애
L4. 전립선-요통, 배뇨곤란
L5. 발-하지순환장애, 족냉증

천추/엉덩이뼈, 엉치신경

엉덩이-선골관절질환

미추/꼬리뼈, 꼬리신경

항문-이질

척추 위치 측정법

- 경추 1번은 코끝과 일치하는 곳에 위치한다.
- 경추 3번은 입과 위치하는 곳에 위치한다.
- 경추 7번은 고개를 숙이면 툭 튀어나온 곳에 위치한다.
- 흉추 3번은 견갑골 상단과 일치하는 곳에 위치한다.
- 흉추 7번은 견갑골 하단과 일치하는 곳에 위치한다.
- 흉추 12번은 팔꿈치와 일치하는 곳에 위치한다.
- 요추 3번은 배꼽과 일치하는 곳에 위치한다.
- 요추 4번은 장골능과 일치하는 곳에 위치한다.

- 요추 1번에 이상이 오면 굽혔다가 펴는 동작이 안 되며 인사를 못 한다.
- 요추 2번에 이상이 오면 옆구리 통증으로 인하여 좌우로 돌릴 수가 없다.
- 요추 3번에 이상이 오면 무릎이 아파서 회전하기가 힘들다.
- 요추 4번과 5번에 이상이 오면 앉았다가 일어 설 수가 없다. 특히 유착된 경우에 그렇다.

사혈부항법

아픈 자리에 사혈침으로 찔러서 부항을 붙여 혈전을 빼내는 방법으로서 우리가 일반적으로 말하는 사혈부항시술법이다. 사혈 없이 바로 부항을 붙여 울혈을 일으켜 치료하는 '건(식)부항'과 달리 사혈부항시술법을 '습(식)부항'이라고 한다.

건부항은 누구나 어려움 없이 시술할 수 있고, 색소반응을 통해서 자신의 건강상태를 체크할 수 있으며, 최근에는 사용하기 간편한 사혈침 보급과 함께 혈관 속의 어혈을 직접 제거할 수 있는 습부항인 사혈부항 치료방법이 각 가정에서도 널리 사용하고 있다.

부항컵을 피부에 붙이는 방법은 음압부항법으로 음압 펌프 또는 음압 기계 장치들을 이용한다.

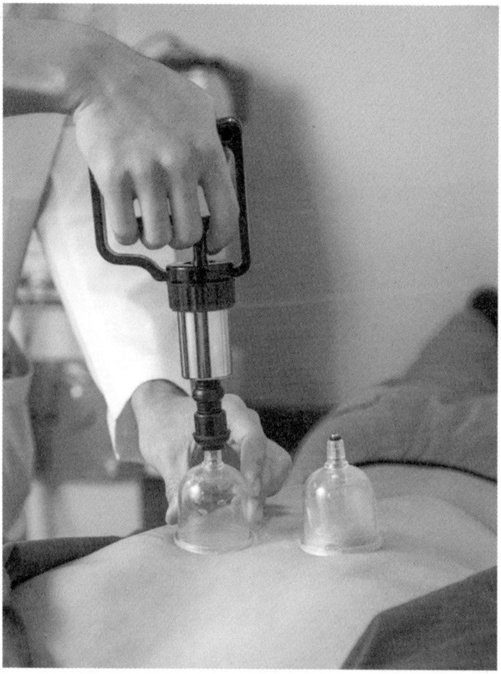

① 아픈 곳에 처음에는 사혈침을 서너번 찌른 다음 부항컵을 붙여서 꼭지에 펌프를 꽂는다.

② 부항을 붙일 자리에 부항을 대고 한 손으로는 부항을 꼭 잡고 다른 한 손으로 펌프한다. 피부가 메말라 있거나 아토피 환자들은 부항이 잘 붙지 않으므로 로션이나 오일을 몸에 바른 후에 부항을 붙이면 좋다.

③ 붙이고 있는 도중에 공기가 들어가서 압력이 약해지는

수가 있는데 자주 살펴보고 떼어서 다시 붙인다.

④ 부항을 뗄 때는 먼저 꼭지를 열어서 공기가 통하게 하고 몸에 닿는 부분에 손가락을 넣어 살짝 떼어준다. 꽉 붙어있는 것을 억지로 떼어내면 아프다. 화장지나 솜을 준비해 두었다가 컵 주위를 감싸고 붙인지 5분이 되면 떼어내면서 혈전 등을 깨끗하게 닦고 마무리한다,

⑤ 2번 째부터는 사혈침을 약 7번을 찌른다.

⑥ 침을 놓는 혈 자리는 바늘구멍처럼 작지만, 부항은 적용되는 범위가 넓기 때문에 비슷하게만 자리를 잡아도 그 곳이 포함되도록 되어 있다.

사혈부항법과 주의사항

① 사혈부항의 자리는 6장 6부의 모혈(募血)이나 중요한 혈 자리에 붙이는 방법이고, 다른 한 가지는 아픈 곳에 바로 붙이는 것이다. 장기(腸器)에 문제가 있으면 몸의 앞쪽에 있는 모혈이나 몸의 뒤쪽에 있는 유혈(兪血)에, 그 외의 통증에는 아픈 부위에 바로 시술을 하면 된다.

② 사혈 없이 건강을 위해 붙이는 부항(건부항)은 여러 개를 한꺼번에 붙이기도 하지만, 습부항인 사혈 부항은 한번에 4~5개를 넘지 않는 것이 좋다. 사혈부항은 그 굉장한 효과

만큼 몸에 무리가 가는 게 사실이다. 그러나 일상적인 생활을 하고 있는 보통사람의 경우 2~3일 정도 지나면 곧 바로 회복이 되고 허약한 체질의 사람이라면 하지 않는 것이 좋다. 특히 임신부의 허리와 복부에는 신중을 기해야 하며, 고열이나 경련시, 피부가 약해져 수포가 생기면 중지한다.

③ 사혈부항 치료는 1주일 간격으로 한다. 치료를 할 때 부항은 5회나 6회 붙였다 뗐다를 반복하면서 혈전을 빼낸다. 나이가 60세를 넘으면 열흘에 한번씩 한다.

④ 사혈부항을 시작하면 가급적이면 병원에 입원을 한 것처럼 충분히 쉬고 영양 섭취에 신경을 써야한다. 자주 죽염수나 이온음료수를 마시면 좋다.

⑤ 체질에 따라 다르지만 몸이 허약하거나 빈혈이 있는 사람들은 아픈 곳보다 소화가 잘 되는 위장, 소장, 대장치료부터 먼저 해야한다.

⑥ 로션이나 젤리 같은 것을 둘레에 발라서 붙이면 잘 붙는다.

⑦ 처음부터 너무 세게 붙이지 말고 조금 아프다고 느낄 정도로 붙여 두었다가 2분쯤 지난 뒤 다시 펌프로 공기를 압을 더 빼 준다. 자주 살펴보고 느슨해지면 다시 압축한다.

⑧ 부항을 붙인 피부 표면에 물집이 생기기도 하는데 그 곳은 이미 상한자리라 그러하니 피부가 터지지 않게 중지하고

일주일 후 조심스럽게 해나가면 어느새 새살이 돋아 피부가 정상적으로 아물어 진다.

⑨ 치료시에 몸 속에서 주로 혈전과 노폐물이 빠져 나온다. 몸에서 빠져 나오는 그러한 노폐물은 병의 상태에 따라 그 색깔이 다르다. 병세가 가벼운 사람에게서 나온 것은 옅은 색을 띠고 병세가 깊은 사람은 색깔이 조금 씩 짙어진다. 몸에서 나오는 액체의 상태도 병이 가벼우면 액체 상태이지만, 심하면 젤리 형태로 흐르지 않는 물질이 나오기도 하고, 반고체 상태의 작은 덩어리가 빠져 나오기도 한다.

⑩ 사혈부항을 하는 동안 면으로 된 속옷을 입는 것이 좋다. 부항을 떼어도 속옷에 약간씩 묻을 정도로 나온다. 목욕은 2~3일 금하고 샤워는 3~4시간 후에 하면 된다.

⑪ 사용하고 난 부항은 세제로 깨끗하게 씻고 알코올로 소독하는 것이 좋다.

⑫ 사혈부항을 하는 자리가 모혈이 전부가 아니지만, 모혈만 치료해도 급한 병은 막을 수 있다. 그리고 통증이 있는 부분에 부항을 하면 병이 낫는다.

유혈과 모혈

나의 치료 경험으로는 유혈과 모혈 중 유혈부터 치료하는 것이 좋다. 부항 치료를 할 때에는 몸의 뒤쪽에 있는 유혈을 먼저 하고 몸의 앞쪽에 있는 모혈을 치료하면 병의 치료가 확실하게 된다.

예를 들어 폐에 관계된 병이라면 등 뒤쪽 폐유를 찾아 두 곳에 사혈부항을 하고 그 다음 앞쪽에 폐의 모혈인 중부를 양쪽을 치료한다.

간염이나 간경변을 치료한다면 등 뒤쪽에 간유와 담유(부항 한 컵에 들어감)를 좌우 두 곳을 사혈한 다음, 앞쪽에 간과 담의 모혈인 기문과 일월(간과 담은 음 · 양 한 쌍의 경락이고 기문과 일월은 부항 한 컵에 들어간다) 좌우 두 곳 즉 이렇게 유혈과 모혈을 순서대로 치료하면 아주 효과적인 치료가 된다. 그러나 어지간하면 모혈이나 유혈 한 가지만으로도 병은 치료된다.

유혈 자리

폐의 자리는 폐유, 심장의 자리는 심유 등의 이름으로 불려진다. 여기에서 좌우 45mm로 표시한 것은 2횡지(인지와 중지의 폭)의 좌우거리가 유혈 자리라는 뜻이다. 침이 아닌 부항의 경우에는 시술부위가 넓으므로 약간의 오차는 전혀 문제가 되지 않는다.

일반적으로 유혈 자리는 다음과 같다.

-폐유/ 흉추 3번(T3) 아랫부분 좌우 약45mm

-심유(심장유)/ 흉추 5번(T5) 아랫부분 좌우 약45mm

-간유/ 흉추 9번(T9) 아랫부분 좌우 약45mm

-담유/ 흉추 10번(T10) 아랫부분 좌우 약45mm

-비유/ 흉추 11번(T11) 아랫부분 좌우 약45mm

-위유/ 흉추 12번(T12) 아랫부분 좌우 약45mm

-신유/ 요추 2번(L2) 아랫부분 좌우 약45mm

-대장유/ 요추 4번(L4)제 아랫부분 좌우 약45mm

모혈 자리

가슴과 배의 혈 가운데서 장부의 기(氣)가 모여드는 혈을 모혈이라 한다. 해당 장기가 위치하고 있는 가까운 곳에 있다. 모혈 자리를 잘 찾을 수 없을 때는 혈 자리 근처를 같은 압력으로 꼭꼭 눌러 보았을 때 가장 아픈 부분이거나, 아프지 않더라도 주위의 다른 곳과 누르는 느낌이 다른 부분이 혈 자리이다.

일반적으로 모혈 자리는 다음과 같다.

-중부/ 폐의 모혈이다. 어깨 앞 가로로 된 뼈 바깥쪽으로 밀고 나가면 움푹 들어간 곳이 있는데, 바로 아래 1치쯤 되는 부분이다. 기침, 천식, 가슴 답답할 때 등에 부항을 한다.

-전중/ 심장의 바깥막 심포(心包)의 모혈이다. 두 젖꼭지 사이에 있으며, 스트레스를 많이 받아서 아프거나 울화병으로 가슴이 답답할 때 부항을 한다.

-거궐/ 심장의 모혈이다. 명치 1치(3.03cm) 아래쪽이며, 심장에 관련되는 모든 병에 효과가 있다.

-중완/ 위의 모혈이다. 배꼽과 명치의 중간이며, 술이나 약물중독, 위염 등 위장질환, 황달, 설사, 당뇨에 효과가 좋다.

-천추/ 대장의 모혈이다. 배꼽에서 좌우로 2치 떨어진 곳이

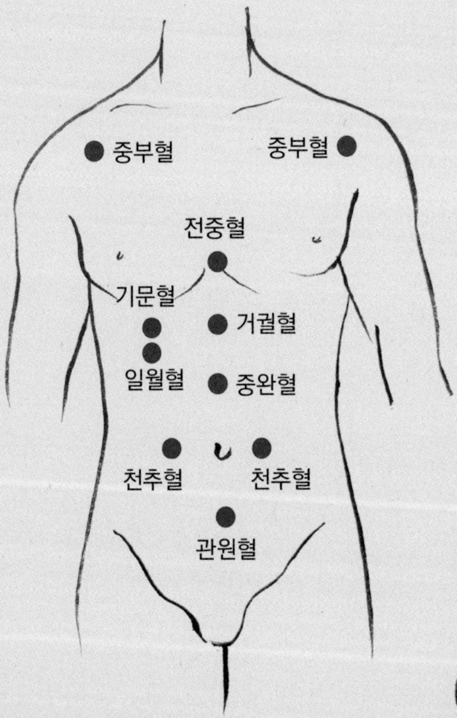
중부혈
중부혈
전중혈
기문혈
거궐혈
일월혈
중완혈
천추혈
천추혈
관원혈

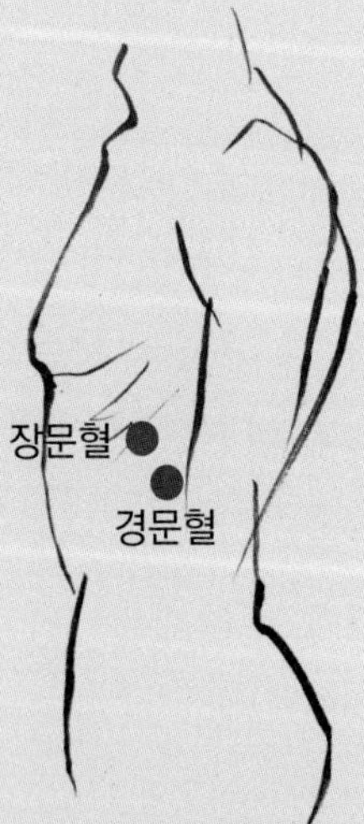
장문혈
경문혈

며, 설사 · 변비 · 이질 · 곽란 · 복통에 효과가 있다.

-관원(소장), 중극(방광), 석문(삼초)/ 배꼽아래 2치(석문), 3치(관원), 4치(중극) 되는 곳에 있다. 하나의 부항컵에 다 들어갈 수 있어서 따로 정하지 않고 '관원'이라는 이름으로 표기하였음

-기문/ 간의 모혈이다. 젖꼭지에서 곧바로 내려가 두번째 갈비뼈 끝에서 옆으로 1치 5푼 나가 있다. 또는 젖꼭지에서 곧바로 1치 5푼(45mm) 내려가 있다고도 한다. 간염 등 간의 모든 병, 옆구리 통증, 담낭염, 담석증 등에 효과가 있다.

-일월/ 담(膽)의 모혈이다. 젖꼭지 아래 세 번째 갈비뼈 끝에 있으며 기문의 아래에 위치한다. 간염, 담낭염, 담석증, 과산성위염, 딸꾹질, 옆구리 통증 등 효과가 있다. 기문과 일월은 하나의 부항으로 시술을 한다.

-장문/ 비장의 모혈이다. 배꼽에서 옆으로 수평되는 곳과 겨드랑이에서 수직으로 내려오는 선이 만나는 부분이라고 생각하면 찾기 쉽다. 당뇨병, 차멀미, 구토증, 소화장애, 황달 등을 치료할 수 있는 혈이다.

-경문/ 신장의 모혈이다. 옆으로 누운 자세에서 허리 가운데쯤의 등뼈 옆쪽으로 마지막 갈비뼈 끝에 있다. 몸이 부을 때, 소변장애, 신장염, 신장결석, 늑막염, 헛배 부른 데, 설사, 허리와 옆구리 통증에 효과가 있다.

[illegible] vp ye kne & [illegible] ye knottes of ye fote [illegible]

[illegible] of ye [illegible] & [illegible] ye [illegible] & vnder ye [illegible] [illegible] in ye [illegible] & on [illegible] ye [illegible] & [illegible] & [illegible] & vnder [illegible] a boue ye knottes of ye fote [illegible] ye [illegible] of [illegible] vnder ye [illegible]

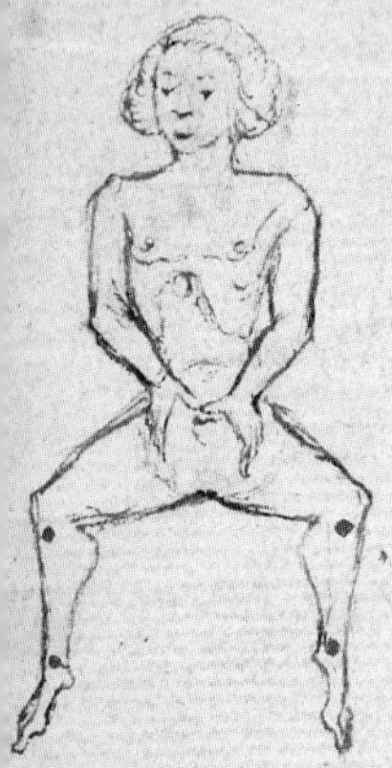

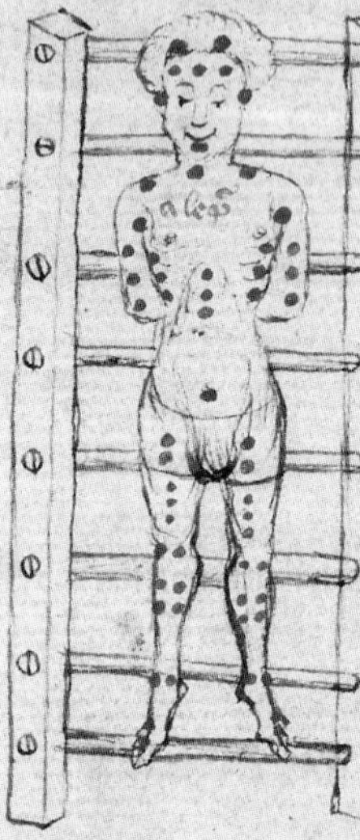

Ventoses in ye [illegible] of ye [illegible] helpeth to [illegible] [illegible] [illegible] Ventoses vnder ye [illegible] helpeth to [illegible] of ye [illegible] of ye [illegible] of ye [illegible] in ye [illegible] helpeth to [illegible] of ye [illegible] ye [illegible] of ye [illegible] of ye [illegible] & ye [illegible] helpeth to [illegible] of ye [illegible] [illegible] as ye [illegible] Ventoses [illegible] helpeth to [illegible] of ye [illegible] Ventoses in ye [illegible] helpeth to [illegible] & to ye [illegible] Ventoses in ye [illegible] helpeth to ye [illegible] of [illegible]

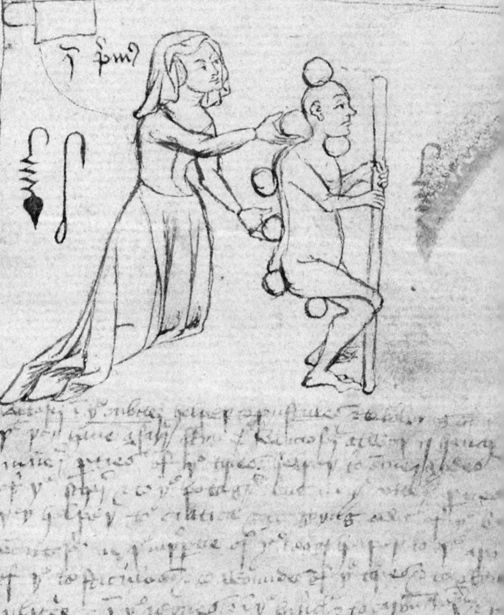

[illegible] aboue ye [illegible] vnder ye [illegible] [illegible] & [illegible] [illegible] of ye [illegible] Ventoses [illegible] ye [illegible] helpeth to [illegible] of [illegible] [illegible] to [illegible] & to [illegible] Ventoses in ye [illegible] helpeth to [illegible] to [illegible] & to [illegible]

Ventoses [illegible] helpeth [illegible] of ye [illegible] Ventoses [illegible] of ye [illegible] helpeth to [illegible] of ye [illegible] helpeth to [illegible] Ventoses [illegible] of ye [illegible] helpeth to ye [illegible] of ye [illegible] & [illegible] of ye [illegible] & ye [illegible] & to [illegible]

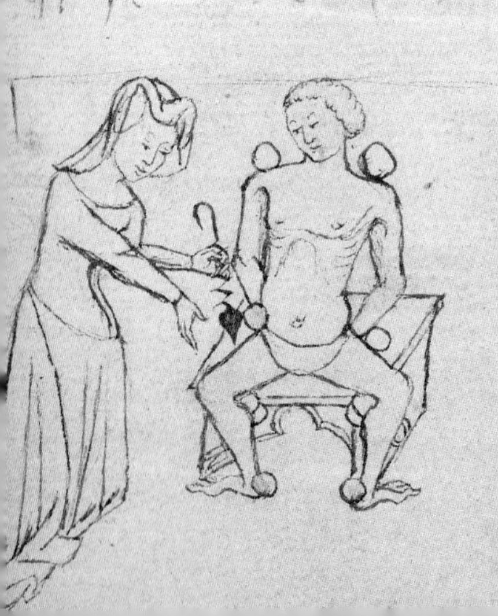

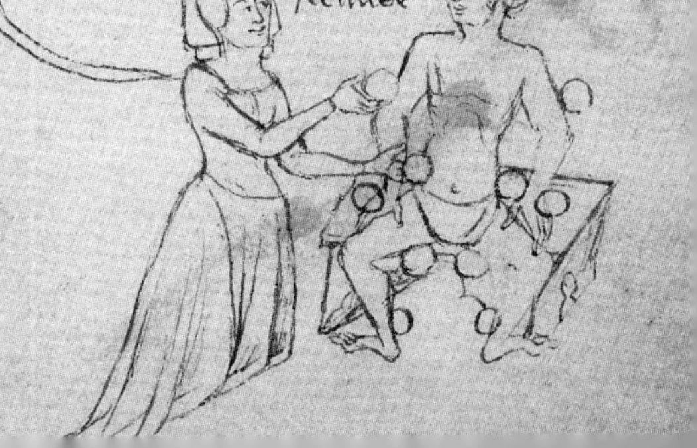

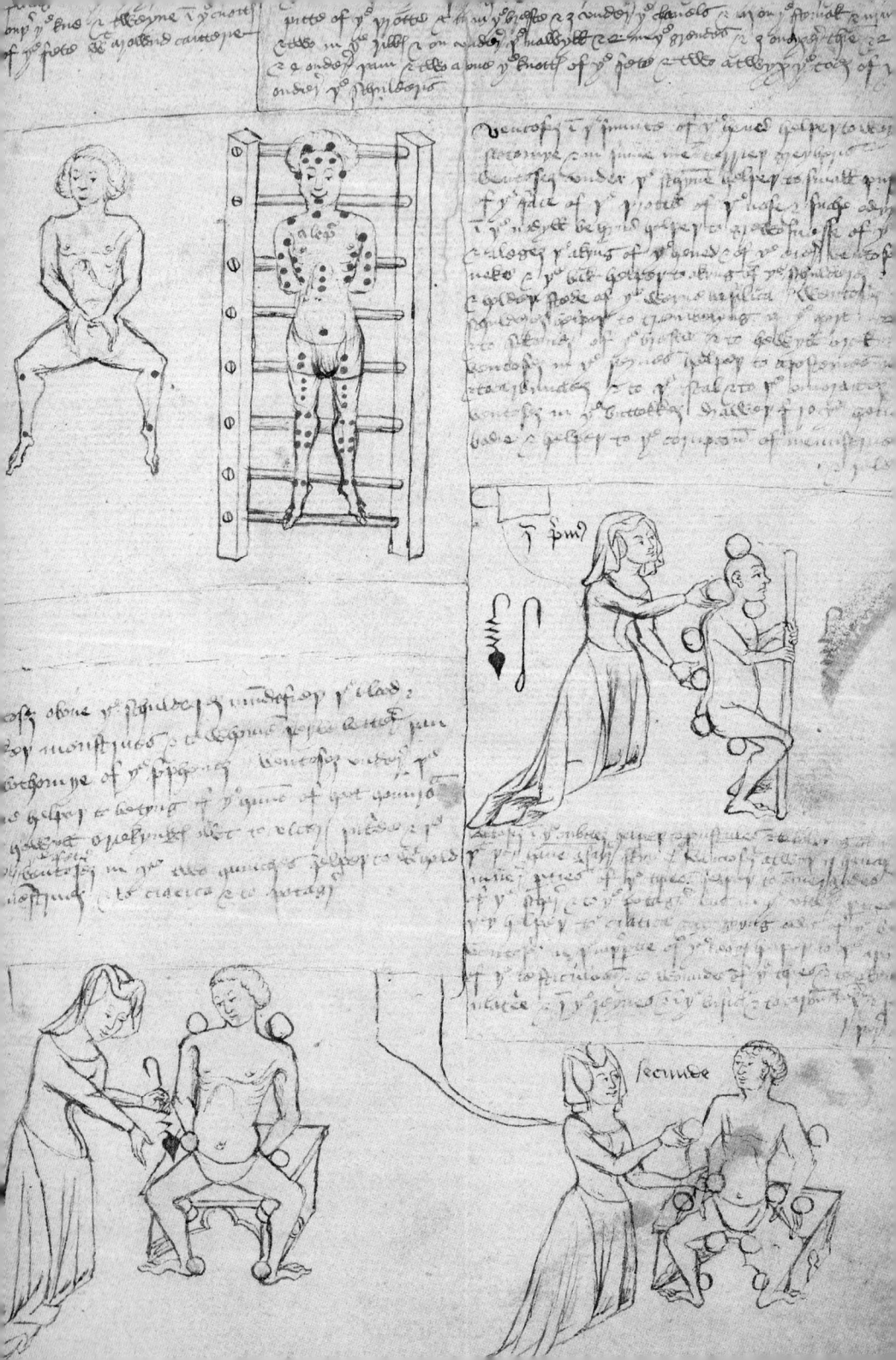

제2부

의료 사례

자가 면역력으로 '코로나19' 박살내기

세상의 진실을 아는 만큼 개개인의 삶의 질과 행복이 달라진다. 우수한 유전자를 보존하고 열등한 유전자는 제거되어야 한다는 우생학優生學을 신봉하고 전 세계를 지배하는 '카자리안' 유대금융 세력은 전 세계 금융(FRB, IMF, BIS, 세계은행, 각국의 중앙은행과 금융시스템), 현대서양의학(보건기구, 제약회사, 의학논문, 의대, 병원, 의사), 기후환경(하프, 켐트레일, 환경단체), 식량(GMO), 에너지(석유), 정치(유엔, 국제기구, 각국정부, 정치인), 경제(주요 산업과 대기업), 군사(군수사업, 첨단 군사기술과 무기), 주류언론, 빅테크, 사법, 교육, 학문, 과학기술, 종교, 대중문화를 장악하고 있다.

소위 '딥스(deep state)'라는 이 엄청난 세력들은 인공 바이러스인 '코로나19'를 만들어 지구촌에 퍼트리면서 검증도 하지 않은 '물뽕'백신으로 막대한 수입을 올렸다. 아프리카나 빈국들은 코로나 환자가 아예 없었다. 의사들은 개발바닥에 땀이 났다. 백신 주사 한방에 의사에게 지급되는 수당 18,000원, 성인 97% 평균 접종횟수 2.5회, 총 1억 회 접종을 가정하면 1조8천억 원이 접종비용으로 의사들 주머니로 들어갔다. 신속항원검사 실시 1회당 6만원씩 건강보험공단에서 병원에 지급한다. 하루 200명 검사하면 1,200만원이다. 수입에 자극받은 한의사들도 신속항원검사를 할 수 있게 해달라고 아우성이다. 이러니 의사들이 아무리 2차, 3차, 4차까지 접종을 해도 소용이 없는 백신무용론을 주장할리 만무하고 '팬데믹'이 종식될 수 있겠는가?

큰 나라들이 시키면 죽는 시늉도 마다않는 위정자들을 비롯하여 소위 전문가들은 이 '딥스'의 하수인이 되어 엄청난 죄를 저질렀다. 검증도 하지 않은 실험용 물뽕백신으로 자영업자들이 망하고 멀쩡한 사람들이 수 없이 죽어 나가도 뻔뻔스럽게 주구장창 떠들어대던 '코로나19'의 속내를 살피기 위해 내가 직접 걸려 보기로 했다. 참고로 나는 백신을 단 한 번도 맞지 않은 비접종자이다.

검찰개혁을 하라고 했더니 검찰총장을 대통령 후보로 내세운 2022년 3월 9일 오후 6시경, 아내가 투표 참관인으로 근무하는 코로나 확진자 투표소로 갔다. 몸동작이 엉거주춤한 확진자들 곁에서 한참을 같이 있다가 그것도 모자라서 동네 스크린 골프장에서 벗들과 게임을 즐기며 주거니 받거니 내기 술로 과음을 하고 밤늦게 목욕탕에 갔다가 이불도 안 덮고 잤더니 마침내 신호가 슬슬 오기 시작한다.

몸이 으실으실 오한이 들고 머리가 빼개지도록 아프고 온몸에 근육통증으로 몸은 마치 물 먹은 솜과 같다. 미세먼지와 공해 범벅인 이 땅에서 살려면 그동안 폐 기관지를 열심히 보살핀 탓으로 기침은 나지 않았다. 머리는 이렇게 뜨겁도록 방치하면 뇌세포들이 소멸되니 우선 사혈침으로 찔러서 열기를 빼내 37.5 도에서 36.8도로 낮추었다. 코로 숨을 천천히 들이키고 입으로 내쉬기를 반복하였다. 밤새 속옷이 젖도록 땀을 내었다. 생수에 천일염을 타서 계속 마셨다.

다음 날도 계속 그렇게 땀을 내었다. 오후에 인근 이비인후과에 확인차 갔더니 코에 면봉을 쑤셔 넣는다. 곧 코로나 양성으로 나왔다며 두 줄난 키트를 주며 보건소로 빨리 가라고 한다. 기침을 하지 않는 증상이 없는 양성 확진자도 많다고 한다. 보건소로 가서 검사를 마치고 곧장 집으로 와서는 우리 민족의술인 왕쑥뜸을 뜨기 시작했다.

위장과 관원 그리고 배꼽 양옆의 대장인 천추혈에 뜸을 떴다. 뜨거워야 할 뜸의 온도가 미지근하다. 잠시 후 다시 2번째 뜸을 떴다. 장이 약간 따뜻해지면서 그동안 밥맛이 전혀 없어 억지로 먹기보다 쭉 굶었는데 어느새 배가 고파지기 시작하면서 식욕이 땡긴다. 딸기맛도 너무 좋다. 시큼하고 노란 과일들이 땡겨서 맛나게 많이 먹었다. 거짓말같이 천근만근 같이 무겁고 통증으로 쑤시던 내 몸이 새털처럼 가벼워지기 시작한다. 춥고 오한으로 시달리던 몸이 이제는 조금만 움직여도 땀이 송알송알 맺힌다. 바짝 마른 전신의 피부가 점차로 촉촉해진다. 앞으로 시간이 날 때마다 몇 번 더할 작정이다.

이틀날 보건소에서 양성으로 연락이 오고 야단법석을 떤다. 목불인견目不忍見 양두색이兩豆塞耳, 참으로 가관이다. 그러나 이로써 코로나와의 게임은 끝이다.

나는 해방 이후 줄곧 줏대 없는 이 나라 위정자들과 병원의 의사들과 골 때리는 전문가 집단들이 무시하고 멸시하는, 조상 대대로 전해 내려오는 우리 '민족의술'로 간단하게 고쳤다. 못난 나무가 선산을 지키고 모자란 자식이 효도를 한다더니, 천문학적인 돈만 챙기는 왕사기 서양의술에 코를 박고 자빠진 얼간이들에게 이른다.

"'딥스'의 실험용 물뽕백신은 천만 번을 맞아도 항체는 생기지 않는다."

다국적 제약사와 짜고 치는 '딥스'와 그들의 하수인 의사들은 실험용 백신을 맞고 건강한 사람들이 죽거나 말거나 정신없이 호주머니에 돈 챙기기에만 급급할 뿐이다. 코로나 사기극이 끝이 났어도 세뇌가 되어버린 장삼이사들은 좀처럼 마스크를 벗지 못하고 있다. 심지어 세균이 잔뜩 묻은 마스크를 목욕탕 안에서도 쓰고 있다. 지구촌 인류의 의식이 높아져서 더 이상 노예의 생활에서 벗어나 제발 깨어나야 할 것이다.

‘펜데믹’은 돈의 관점에서 보면 모든 실체가 보인다

나는 어릴 때부터 몸이 약하여 몸이 으실으실 춥기만 하면 동네 약국으로 달려가 ‘판콜A’나 ‘판피린코프’나 ‘콘택’을 바로 사먹었다. 무엇이든 일이 커지기 전에 미리미리 예방이 우선이라고 여겼던 것이다. 그리고 병 · 의원 휴일에 대비하여 미리 약을 잔뜩 구입해놓기도 했다.

자식을 키우면서도 손에 물을 묻혀 항문을 닦았다. 이부자리까지 소독을 부지런히 해댔다. 가습기도 부지런히 켜두고 매사 깔끔하게 부지런을 떨었다. 그 때 가습기 살균제가 시판 되었더라면 돌이킬 수 없는 끔찍한 일을 당했을지도 모른다. 배탈로 설사가 나면 내보내지 않고 반드시 약국에 가서 ‘지사제’를 먹고 장속에 독을 저장했다. 약과 현대의학을 맹신했던 십대가 저지른 폐해는 3~40대에 나타난 면역력 실종으로 죽을 고비에 처했다. 뒤늦게서야 자연치유를 공부하면서 허물어진 몸을 바로 세우는데 수십 년이 걸렸다.

옛날엔 병 걸리면 약 주고 주사 놓거나, 한의원, 무허가 대중치료까지 그 병을 치유하는데 목적이 있었다. 어느 날부터 '평생 먹는 약'이란 개념이 나왔다. 그때부터 우리는 요람부터 무덤까지 평생을 빨대 꽂는 게 가장 좋은 '수익모델'의 소비자이다. 병이라 부르지 않았던 것들은 '병명'을 갖다 붙여서 병자가 되는 시스템을 만든다. 써먹는 무기는 항상 똑같다. '병=공포!'

조기발견, 조기관리, 조기치료, 사전검사, 정기검사로 비싼 검사비를 통해 결국에는 가짜 질병(혹은 자연 치유되는 증상)을 발견하고는 '다행'이라고 기뻐하고 감사하는 마음으로 평생 약을 먹으며 관리를 잘하라고 한다. 약의 과다복용으로 모든 장기와 신체에 부작용들이 발생하면, 또 다른 질병이 발생된 것으로 확진하여 '운이 없었다'라는 말로 스스로 책임을 지게 하고는, 동시에 환자 개인에게 책임을 전가하기 가장 쉬운 것들(영양부족, 불규칙한 식단, 생활습관, 스트레스 등)을 들먹이며 그 곳에 병의 원인이 있다고 한다.

어느 날부터 갑자기 평생 약 먹으며 관리해야 한다는 병들이 많아졌다. 새로운 질병은 새로운 수익모델로 막대한 수익을 창출한다. 현재 가장 큰돈이 되는 건 암이라는 질병이다. 몇 십 년 전에는 평생 몇 번 듣기 힘들었던 암 환자가 이제는 너무 흔하다. 아주 성공한 수익사업이라 할 수 있다. 약도 아무나 만들기 힘들다는 개념을 도입해서 싸구려 알약을 몇 백, 몇 천 만원에 팔아먹을 수 있는 게 실력이다.

'약팔이'들이 돈은 많이 벌었고 앞으로도 아주 큰돈을 평생 무제한 빨아먹을 수 있는 수익모델이 없을까 고민한다. 새로운 병을 창출해내기엔 이미 모든 걸 다 써먹었으므로 새로운 아이디어를 짜낸다.

그 아이디어의 하나로써,

세상 사람들이 가장 쉽게 많이 걸리고 평생 걸리는 감기를 '감기'라는 이름을 사람들 머릿속에서 영원히 삭제시킨 후, 언론의 용어전술을 동원하여 이제 감기라는 명칭은 어디에서도 보이지 않게 사라져 버리고 '코로나'라는 질병으로 재탄생되는 과도기에 있다. 평생 백신과 약으로 '예방', '치료', '면역관리'를 동시에 해나가야 하는 새로운 수익모델 창출 시점인 것이다.

감기는 면역력이 강한 사람은 대부분 안 걸리기 때문에 이 면역력을 살짝 고장 내주는게 필수 작업이다. 그래야 무서운 질병으로 체감될 것이기 때문이다. "내가 코로나에 걸려 봤는데 독감보다 훨씬 아프고 죽는 줄 알았다." 이런 댓글 알바들로 대중을 세뇌시켜, '코로나'라는 새로운 질병 개념을 확고히 하는 게 수익모델 창출이다.

감기가 사라지고 코로나만 남게 된다면 세상의 현존하는 모든 값싼 감기약은 수익성이 없어 사라지고 코로나 치료제라는 이름으로 재탄생 할 것인데, 코로나 치료제는 개나 소나 만들 수 없게 하여 영원한 독점권과 함께 상상할 수 없는 수익을 창출한다.

한판에 천 원 하는 감기약을, 한판에 백, 천만 원에 팔아먹을 수 있는 것이다.(이미 미국에서는 한국에서는 천 원 정도에 판매하는 '알벤다졸' 같은 구충제는 의사처방 없이는 살 수도 없고 가격도 수십~수 백 만원이다) 한 명이 감기에 걸려서 너도 걸리고 나도 걸리고 쉽게 상호면역으로 나아버리면 별 것도 아닌 병으로 치부되어 모든 계획이 뽀록나 버리기 때문에, 서로 마스크를 쓰게 만들고 거리두기를 해서 상호 감염에 의한 자연면역이 발생하지 않도록 하고 격리를 통해 무서운 전염력을 가진 무서운 질병으로 인식되도록 하는 것이 가장 중요하다.(마스크 자체로도 산소 부족과 이산화탄소 농도를 증가시켜 각종 호흡기 질환과 뇌 질환을 발생시킨다. 또 다른 수익창출-환자발생 모델이다)

건강한 인간들은 한겨울에 냉수로 샤워해도 도무지 감기에 걸리지 않기 때문에 몸에 임상실험도 안 끝난 액체를 '백신'이라는 이름을 붙여놓고 주사하여 면역력에 영원한 손상을 줘서 질병들이 쉽게 발병하게 만들고, 평생 주기적으로 끊임없이 감기에 걸리고 낫고를 반복하며 무서운 합병증과 후유증이 남는 심각한 질병으로 잘 포장해 놓아야 한다.

코로나 전담 시설, 코로나 전담 병원을 많이 지어서 이제 코로나는 암센터, 관절센터, 심장센터처럼 '코로나 전문병원'으로 재탄생하여 확진부터 검사(비싼 검사비는 필수, pcr 해외출국 검사 시 10만 원대), 치료(비싼 치료제), 후유증과 부작용관리(주입한 백신의 힘과 작용), 면역관리(한의원 비싼 보약급의 면역개선제, 면역증강제 팔아먹을 수익모델), 재발치료(평생 관리와 치료) 등으로 코로나는 21세기 가장 중요한 질병과 수익시스템으로 정립되고 있다.

비접종자들을 한 명도 남김없이 모두 접종을 시켜야 이 허접하게 계획된 질병을 인류 최대의 무서운 질병으로 둔갑시킬 수 있는 것이다. 비교 대조군을 없애야만 새로운 개념의 질병 공포가 현실로 받아들여질 것이다.

어쩌면 백신을 통한 인구감축은 -그런 말을 하는 자들을 음모론을 퍼뜨리는 헛소리하는 인간들로 만들어 버리는- 위장술로 2차 목적이고(터무니없다고 믿질 않는다, 역사적으로 학살의 사례가 얼마나 많은데!) 주된 목적은 암 전문병원처럼 코로나 전문병원을 탄생시켜 영원히 완치될 수 없고 몸속에서 끊임없는 변이로 인해 인류가 아직 정복할 수 없는 무서운 질병으로 전 세계 인류에게 인식시키는 것이다.

한 세대만 더 지나가도 '감기'라는 병은 사라질 것이고
세상의 모든 '감기약'은 없어질 것이며,
불치병 '코로나'만 남게 되어
무궁무진한 수익을 창출시킬 것이다.

백신 액체가 어느 정도일 때(몇 차 이상 접종 시) 죽지도 않고 낫지도 않고 평생을 끙끙 앓으며 영원히 수익을 창출해낼 수 있을지 테스트하는 게 가장 중요한 과정이다. 세상 모든

일은 '돈'을 봐야 실체를 알 수 있다. 공짜를 주고 평생을 빨아 먹는 게 가장 훌륭한 수익모델이다.

'알렉산드르 루카 센코' 벨라루스 대통령은, 2020년 8월 글로벌리스트(세계주의자)들이 관리하는 세계은행과 IMF가 '코비드 구호 지원'이라는 명목으로 그에게 미화 9억4천만 달러의 뇌물을 제공했다고 밝혔다. 미화 9억4천만 달러의 대가로 세계은행과 IMF는 벨라루스 대통령에게 다음과 같이 요구했다.

* 국민들에 대한 극도의 봉쇄를 강요
* 마스크를 착용하도록 강요
* 매우 엄격한 통행금지 부과
* 강력한 경찰권한부여로 국민 통제
* 거리두기로 경제 붕괴

즉, 우리나라를 비롯한 다른 나라의 지도층도 큰 이득을 약속받고 이 미친 짓거리를 시행하고 있을 가능성이 농후하다.

코로나가 있기 전 매년, 즉 2018년도에는 독감으로 4,000명이 죽었다. 코로나 사기로 독감은 실종되었다가 최근에야 너무 했다 싶던지 질병청에서 구차한 변명을 늘어놓는다. 인간이기를 포기한 자들이다. 우리는 항상 깨어 있어야 한다. 진실을 바로 알아야 사기를 당하지 않는다.

한 분이라도 더 깨어나길 바라면서 이 글을 올린다.

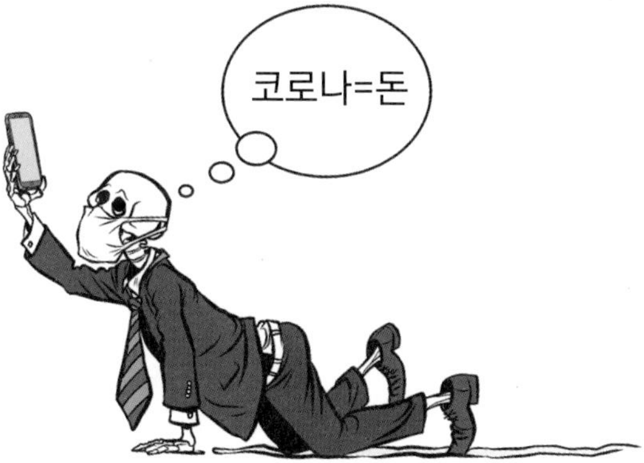

서양의학의 폐해

유럽에서 유행했던 수많은 여성들의 피부를 썩어 문들어지게 하였던 '납lead'이 있습니다. 납을 분말로 만들어서 피부에 접촉을 시키면 급격하게 피부가 하얗게 변합니다. 따라서 피부가 보기 좋게 보일 뿐이지요. 그러나 계속 사용하면 피부가 파랗게 멍든 것처럼 보이더니 나중에는 썩어 문들어지면서 체내에는 각종 암과 종양이 생깁니다. 해당 납을 원료로 하는 화장품은 금기 시켰다고 했지만 바로 몇 년 전에도 일본과 대한민국의 아주 유명한 화장품회사에서 집어넣었다가 각종 매스미디어에 나온 사실이 있지요. 그만큼 끊임없이 화장품에 사용을 많이 합니다.

아주 오래전부터 사람을 천천히 죽이려면 음식에 '비소砒素,arsenic'를 섞여서 먹입니다. 그러면 피해자는 시름시름 앓다가 죽습니다. 그렇다면 비소는 독약이 맞죠? 놀랍게도

1960년대까지만 하더라도 비소와 납을 가루로 만든 화장품들을 사용했습니다. 심지어 액체로도 비소를 녹여서 사용했습니다. 알약으로도 비소를 사용했네요. 이것도 모자라서 로션, 비누 등 각종 미용용품과 세안용품 등으로 만들어 사용을 했습니다.

피부미용을 위해 비소와 납을 사용해서 썩어 문들어지며 각종 종양과 암에 걸리게 만들었네요. 이제는 하다 하다 못해 '수은Mercury'을 알약이나 물약으로 만들어서 여성의 미용을 위해 사용했습니다. 특히나 '수은 점안액Mercury eye drop'을 사용하여 동공에 넣으면 동공이 확대가 됩니다. 동공이 커진 것이 하나의 유행이 되어 많이들 사용을 했습니다. 덕분에 눈알이 썩어 문들어져서 맹인이 되었지만요.

이것도 모자라서 '파울러의 솔루션'이라는 해괴망칙한 약물이 생산되었습니다. 파울러 액은 '아비산 칼륨(KAsO2)'이 1% 들어갔습니다. 즉, 비소가 함유된 제품이라는 말입니다. 비소는 많은 양을 사용하면 독이 되지만 소량을 사용하면 약이 된다는 궤변을 늘어놓으면서 해당 제품을 선전했습니다. 상처, 말라리아, 백혈병, 매독 등을 치료하며 나중에는 자양강장제로 판매가 되었습니다.

1608년부터 사용되었던 수은~!!

수많은 의사들, 약사들, 과학자들이 수은은 신이 주신 만병통치약이라고 했습니다. 비소와 마찬가지로 수은과 같은 중금속이 세균을 죽여서 상처를 치료하고 몸속의 기생충도 몰아내고 모든 매독 등 모든 질병을 몰아낸다는 허황된 헛소리를 당시 모든 의사들과 과학자 그리고 약사들이 이구동성으로 찌껄였습니다.

그리고 정부는 얼마나 돈을 펴 잡수셨는지 허가를 해줘서 합법적으로 사용했습니다. 그래서 수은을 약물로 사용했으며 비소와 마찬가지로 만병통치약으로 사용을 했습니다. 덕분에 각종 질병과 종양 그리고 암 등이 발생했고 뼈가 녹아버리는 등 사람들이 아주 고통스럽게 죽어갔지요.

해당 약품은 '칼로멜calomel'이라는 광물이며 염화수은입니다. 이것을 곱게 갈아서 먹인 것입니다. 그것도 수백 년 동안이나… 언제까지? 1960년대까지 엄청나게 사용을 했습니다. 유명한 약이지요. 과거의 무지렁이들이 마구 찌껄였던 약물의 대명사가 '블루필blue pill'입니다. 수은을 가지고 알약으로 만든 것입니다.

수은이 비소와 마찬가지로 만병통치약이라고 의사들과 과학자 그리고 약사들이 궤변을 늘어놓았으며 정부는 당연히 허가해주고 돈 벌고 싶어 하는 것들은 이때다 싶어 이런 헛소리로 돈을 벌었었고 현재도 벌고 있습니다.

'블루매스Blue Mass'는 아메리카(미국)의 링컨대통령도 사용을 했을 정도로 유명합니다. 바로 수은을 정신과 약물로 사용합니다. 링컨은 만성 우울증 치료약물로 해당 수은을 기반으로 한 알약을 먹고 고통스럽게 죽어갔습니다.

당시 수은을 기반으로 한 알약인 블루매스는 결핵, 변비, 치통, 기생충, 출산통, 매독 등 만병통치약으로 사용했습니다. 심지어 아동들에게도 사용을 했던 약물입니다. 치통이 있다고 아기에게도 수은을 먹이는 것입니다. 출산통이 있다고 임산부에게 수은을 먹이는 것입니다. 이것을 정부가 허가해줬으며 당시의 수많은 의사들과 약사들 그리고 과학자들이 이구동성으로 만병통치약으로 사용했습니다.

완전 핵폭탄급 약물입니다. '토마스 도버Thomas Dover'라는 사람은 당시 수많은 의사들과 과학자 그리고 약사들처럼 수은을 너무나도 사랑했습니다. 모든 질병에 수은을 사용했던 사람입니다. 당시 사람들의 무지함이 어떤 정도였냐 하면 생선을 소금에 절이는데 더욱 오랫동안 보관되라고 수은을 팍팍 넣었습니다. 뭔가 보관해야 될 음식에는 수은을 넣었던 것입니다.

도버가 죽은 뒤 그가 글로 남겼던 처방약을 그대로 만들었는데 해당 약물이 아편과 몰핀이 주성분을 이루었다는 사실입니다. 해당 약물을 아기가 잠을 잘 안 잘때, 아동들이 치통이 있을 때, 감기, 두통, 발열 등에 사용을 했다는 것 입니다. 아기, 10대, 임산부 등 가릴 것 없이 모두 사용을 했었습니다.

이번에는 '라듐Radium'으로 모든 것을 해결하는 라듐 만병통치약을 개발합니다. 먼저 여성들의 미용을 위해서 라듐 방사선을 마구마구 쪼이는 것 입니다. 라돈크림, 라돈 물, 라돈 비누, 라돈 화장품 등… 그리고 라돈 치약~~~!!!! 이제는 하다하다 라돈 커피, 라돈 쵸콜렛 등…. 최고는 1980년대에 나와서 선풍적 인기를 끌었던 라돈 껌이었습니다. 우라늄과 토륨을 적절히 섞어서 이teeth에 있는 프라그까지 제거하는 껌입니다. 라듐을 이용한 다양한 요법들을 볼 수 있습니다. 콧구멍 쑤시는 것을 보네요.

라듐튜브를 자궁경부암 치료 외 각종 치료에 사용하고 오늘날 탐폰처럼 하는 모양은 비슷하네요. 탐폰 사용하면 미세 플라스틱과 나노 플라스틱이 자궁 안의 나팔관 안쪽까지 파고든다는 사실은 이미 다들 아시죠?

1900년도 X-ray를 이용한 다양한 치료와 라듐을 이용한 치료 그리고 나중에는 '코발트Cobalt'를 이용한 치료가 나옵니다. 물론 전부 방사선 치료이고 방사능을 먹는 방사능 치료는 아니죠. 그나마 방사능 먹는 것 보다는 낫겠네요. 방사능을 먹지 말고 방사선 안 쪼이는 것이 최고의 치료법 같아 보이네요.

물론 치과 치료에도 수은을 주로 사용을 했습니다. 이를 뽑는 것 외에도 긁어내는 등 여러 가지 치과치료를 당시에도 했습니다. 이때 긁어낸 자리에 수은을 썼습니다. 오늘날에는 수은 대신에 불소를 사용하는 것입니다.

과거 우리 동양의학이라는 것은 침, 뜸, 그리고 각종 약초 사용법 등 이것이 기본의학인데 이것을 배제하려고 하니 자꾸 엉뚱한 쪽으로 가는 것입니다. 현재에는 의료장비도 많이 발전하여 매우 좋은 장비가 많습니다. 그런데 과거 1960년까지만 하더라도 매우 값싸고 효과가 매우 뛰어난 장비들이 많이 개발 되었지만 전부 저런 서양의학들이 세상 밖으로 못 나오도록 만들었습니다.

서양의학이 아무리 막아봐야 전부 막을 수는 없으니까 1930년도 독일에서 개발된 제품 중에 가장 기초적이고 인류들에게 사용해도 별로 큰 일이 없을 것 같은 것만 세상에 내놓습니다. 간단히 말해서 완전 원시인들이나 사용할 법한 것만 세상에 나오게 되었다는 말입니다.

현대의학은 외과 수술이 뛰어나게 발전된 것이고 나머지는 별반 나아진 것이 없습니다. 진정한 의학들과 치료술 그리고 의료장비는 절대로 알려지지 않고 만약 연구, 개발한다 한들 절대로 세상 밖으로 못 나오도록 철저하게 막습니다. 저들만의 돈벌이를 위해서 수단과 방법을 가리지 않습니다.

그것을 의사들, 약사들, 과학자들에게 철저히 세뇌시키고 전 세계 각국의 정부에게 압박과 회유를 통해서 정부에서 합법적으로 만들도록 합니다. 진실을 알아야 속지 않습니다.

(출처/ 네이버 블로그 '너는 신이야')

콜라가 그렇게나 맛있나요?

방사능 먹고 방사선을 쪼이는것에 대해 놀라셨나요? 오늘도 이를 닦으실 때 불소가 함유된 치약 쓰지 않으셨나요? 여러분. 산업폐기물 중에서 '비소', '불소' 그 두 가지가 가장 위험한 산업폐기물인 것은 모르셨나요?

반도체 산업에서 '웨이퍼waffer'를 만들 때, 제철공장에서 철을 생산할때 나오는 폐기물 중에 가장 많은 것이 불소입니다. 불소는 아주 위험한 발암물질이며 너무나도 위험한 위험물로 취급 됩니다. 그런데도 오늘 아침 아주 어리디 어린 아기들에게 불소치약으로 이를 닦도록 했잖아요? 프라이팬의 불소코팅도 너무 위험하다고 생산불가로 만들었잖아요.

프라이팬의 불소코팅이 벗겨져도 아주 미미합니다. 그렇게 미미한 정도여도 너무 위험해서 생산과 판매 유통 불가로 만들었잖아요. 물론 여전히 유통중이지만…. 그런데 그것으로 매일 이를 닦는다고요? 그리고 그것도 모자라서 아기들 이가 썪는다고 치아에 불소코팅 한다고요?

과거 비소, 수은을 처방했던 이유가 뭔가요? 바로 중금속이 세균을 죽이고 기생충을 몰아낸다는 허황된 사상으로 만들어진 것 아닌가요? 그 어떤 중금속도 전부 세균을 죽이고 기생충도 죽이지요.

하지만 해당 중금속이 몸속과 피부에 닿으면? 수은을 사용해서 치과 치료에 사용을 했던 것이나 불소를 이용해서 치과 치료를 하는 것과 뭐가 다른가요. 얼마전까지만 해도 상처에 머큐로크롬 액이라는 중금속을 발랐던 것과 중금속으로 치과 치료를 하자는 것과 뭐가 다르지요?

아주 약한 병변이 있어도 엄청나게 강한 것으로 병변을 죽인다는 생각이 바로 과거나 현대의 서양의학입니다. 모기가 팔에 앉아서 피를 빨아먹고 있으면 망치로 모기를 패죽이는다는 발상입니다. 모기는 죽죠. 하지만 팔은 부러지죠. 바로 이러한 발상이 서양의학입니다.

서양의학의 장점은 외과적 수술이 엄청나게 발전했기에 외과적 수술은 서양의학이 정말 뛰어납니다. 그러나 나머지 내과적인 것은 바로 저러한 사상에서 출발을 했기에 대증요법이지 치료요법이 아닙니다. 대증요법은 질병의 원인을 찾기 어려운 상황에서 표면에 나타난 증상만을 가지고 이에 대응하여 치료하는 방법입니다. 그리고 잠시 사용을 할 수는 있겠지만 지속적 사용을 하다가는 큰일 납니다. 바로 출발점 자체가 아주 희한한 사상을 가지고 출발을 했기 때문입니다.

이제 조금 또 다른 것을 알려드리겠습니다. 여기 술에 쩔은 알콜중독자 같은 사람을 보시겠습니다. 이름은 '아브라함 자코비Abraham Jacobi'라는 독일사람입니다. 소아청소년과의 아버지라고도 불립니다. 당시의 의사들은 아프거나 잠이 잘 안오면 술을 마시라고 했습니다. 처방까지 했습니다. 위스키, 브랜디 등 독한 술을 말이지요. 여기에 자코비는 동참을 합니다. 이 사람은 아예 술을 신봉하고 숭배를 합니다.

그래서 모든 아기들이 잠을 잘 못자면 위스키를 마시라고 처방을 합니다. 아동들이 치통이 있으면 위스키 또는 브랜디를 마시라고 처방을 합니다. 어디 누가 다쳤다? 우선 술을 마시라고 합니다. 이것이 당시 의사들 수준이고 당시 과학자들 수준입니다. 이때부터 술은 만병통치약이 됩니다.

여기에 착안을 하여 떼돈을 번사람들 많았습니다. 2% 알콜이 함유된 맥주를 의사, 과학자, 약사, 그리고 정부를 교섭하여 술마시는 세상으로 만듭니다. 여기에 착안하여 특허를 낸 회사가 있습니다. 알콜만 없었더라면 정말 좋은 제품입니다. 맥주에서 추출한 것을 먹으면 정말 몸에 좋습니다. 단, 알콜이 없어야만 합니다.

당시의 수준으로는 알콜이 포함되어야 좋은 것으로 알아서 어쩔 수 없이 알콜을 섞었다고 합니다. 본래는 알콜이 없는 것으로 맥주 추출물을 판매하려는 매우 좋은 회사였습니다. 100cc에 5.16cc로 알콜이 좀 있기는 했지만 영양면에서 매우 훌륭한 제품입니다. 현재는 해당 제품에서 알콜을 뺀 것으로 건강식품으로서 나오죠.

2%의 맥주는 약하다. 그래서 4.91%의 맥주를 마시게 합니다. 4.91% 알콜이 함유된 맥주를 의사, 과학자, 약사, 그리고 정부에 로비하여 술 마시는 세상으로 만듭니다.

4.91% 알콜이 함유된 맥주? 그것으로 치료가 될까? 이제

11%의 알콜세상이 됩니다. 뭐? 알콜로 다 치료가 된다고? 어디서 헛소리야? 마약을 집어 넣어야 치료가 된다고… 그래서 탄생한 것이 술에 마약을 탄 것이 나옵니다. 바로 프랑스 보르도 지방에서 생산된 포도로 만든 술에 코카인을 넣는 것 입니다.

당시 정부에서 허가를 해줬으며 모든 의사와 약사 그리고 모든 과학자들이 여기에 동참을 했습니다. 수 많은 유명인사가 마약술에 대해 극찬을 합니다. 역시 체제의 총본산인 카톨릭교의 교황이 극찬을 합니다. 당시의 유명인사들이 프랑스 보르도 지방에서 나온 포도주와 코카인을 섞은 '마약술'이 만병통치약이라고 선전을 합니다. 이에 해당 마약술을 마시면 힘이 솟고 건강해지며 슈퍼맨처럼 초능력자가 된다고 선전을 했습니다.

여기에 착안한 것이 우리가 알고 있는 '코카콜라'입니다. 초창기 코카콜라는 소화제와 포도주 그리고 코카인을 주성분으로 하였습니다. 그러나 얼마 못가서 알콜을 금지하게 되어서 알콜을 빼게 됩니다. 그래서 이번에는 맛나게 만들게 됩니다. 아주 맛있게, 맛있게 만듭니다.

바로 코카인을 발효시킵니다. 코카인을 채취하는 지방의 농부들 등 해당 지역 인근지방의 거지들까지 포함하여 돈 몇푼 주고 채취한 코카인을 입으로 씹어서 한 곳에 모읍니다. 이렇게 코카인은 자연발효가 됩니다. 씁쓸한 맛이 나죠~~!!! 여기에 설탕하고 알콜을 약하게 섞습니다. 이것이 지금 현재의 코카콜라입니다. 이것이 외부노출을 시키지 않았던 코카콜라의 비법입니다.

여러분의 아이들도 콜라 마시죠? 코카인은 아주 적게 넣을 수 밖에 없고 작은 양의 알콜 가지고는 중독이 잘 안되니 카페인도 무지막지하게 쳐 넣습니다. 이래도 오늘도 여러분들은 자신의 자식들에게 콜라를 사주지요.

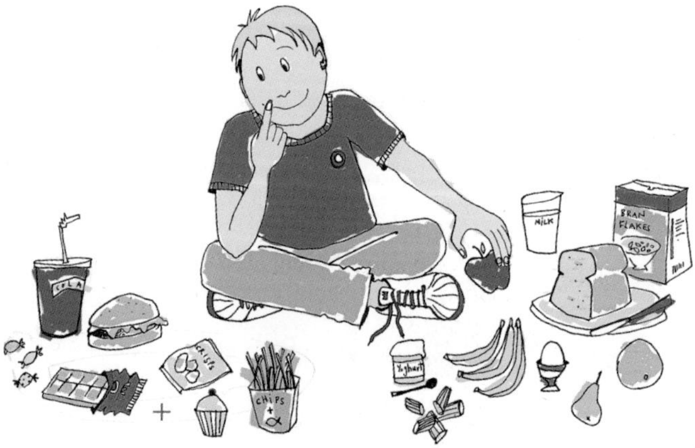

코카인~~~!!!

현재는 마약으로 분류되어 판매 불가죠? 그러나 아주 소량은 가능은 합니다. 허가제품은 너무 미미하여 중독이 거의 되지 않기 때문이지요. 그러나 1800년대~1900년대 초반까지만 하더라도 코카인은 만병통치약~!! 정부가 허가해주고 당시 모든 의사들과 모든 약사들과 모든 과학자들이 이구동성으로 코카인이 최고의 명약이라고 했습니다.

여기 보시는 약물은 1840년대에서 약 100년 간 사용된 '진정시럽Soothing Syrup'입니다. 주성분은 '모르핀Morphine' 입니다. 모르핀은 금기된 마약이라는 사실은 누구나 알고 있는 상식입니다. 당시 해당 마약을 어린 아이에게까지 팔아먹던 잡 것들이 이 사실을 모를리 없습니다. 당시 해당 약물을 전 세계적으로 각국의 정부에서 허가를 해주어서 판매 되었습니다.

아주 어린 젖니가 빠지지도 않은 아기들에게 고뿔(감기)에 걸려도, 잠이 잘 안와도, 기분이 좋지 않아도 해당 마약을 100년 동안 먹였습니다. 아이를 사랑하는 엄마의 손으로 직접 먹였습니다.

또, 마약으로 유명한 '헤로인Heroin'입니다. 1890년대에 판매를 시작하였으며 해당 마약은 젖니가 빠지지도 않은 아기들이 고뿔(감기)에 걸릴때 주로 사용을 했습니다. 이 마약을 각국의 정부가 직접 나서서 해당 마약을 판매허가를 하였으며 당시의 의사들은 해당 마약을 젖니가 빠지지도 않은 아기들에게도 처방을 마구 했습니다.

우리에게 '필로폰Philopon'이라고 알려진 중추신경자극제 '메스암페타민Methamphetamine'입니다. '뽕'이라고 하지요. 누구나 알고 있는 마약입니다. 해당 마약 역시 1890년대 개발하여 끊임없이 전세계적으로 유통되고 있습니다.

맨 처음 개발하여 군인들에게 사용을 했습니다. 해당 마약을 군인들에게 사용했더니 엄청난 집중력과 잠을 자지도 않고 공격을 했으며, 심지어 총알을 맞아도 진격을 할 정도로 매우 강력한 마약이었습니다. 현재는 '엘에스디LSD. lysergic acid diethylamide'를 많이 사용하지만 그 이전에는 해당 메스암페타민을 사용했습니다. 메스암페타민을 군인들에게 사용했더니 반응이 엄청나게 좋았습니다.

그래서 당시 10대 소년, 소녀들인 아동들을 탄광, 공장, 성매매 등으로 마구 활용을 하였던 때라서 바로 이들에게 사용을 하게 됩니다. 메스암페타민을 어린 아동들에게 사용하자마자 공장에서는 잠을 자지 않고 일을 계속 시킬 수 있었습니다. 물론 강제로 말이지요.

역시 광산에서도 메스암페타민을 어린 소년, 소녀들에게 사용을 했더니 엄청난 속도로 일을 하게 되며 잠을 자지 않고 강제로 일을 시킬 수 있었습니다. 해당 마약은 공장과 광산 등의 사장들에게 매우 유용한 마약이었습니다. 심지어 10대 어린 소년 소녀들에게 메스암페타민을 투여한 후 성매매를 시켰더니 잠을 자지도 않고 성매매를 강제로 시킬 수 있었습니다. 메스암페타민은 돈벌게 해주는 특효 마약이었습니다. 당시 메스암페타민을 각국의 정부에서 허가를 해주어서 모든 경영주들이 사용을 할 수 있도록 권장을 할 정도였습니다. 바로 각국의 정부가 앞장서서 말이지요.

현재는 ADHD(과잉행동)이라고 머리가 좋은 아동들이 가지는 일반적인 일을 마치 정신병으로 몰아붙여서 각종 약물을 먹이고 있습니다. 간단히 말해서 튀는 행동을 하는 아동이나 성인에게 약물을 강제로 먹이는 것 입니다. 지금 현재 2022년도에는 바로 해당 마약인 메스암페타민을 ADHD치료 약물 또는 비만치료제로 판매를 하고 있습니다. 물론 각국의 정부에서 허가를 내줘서 합법적으로 의사들이 처방을 하는 중입니다.

물론 ADHD와 비만치료제는 이 밖에도 엄청나게 많은 약물들이 존재를 하지만 해당 메스암페타민을 합법적으로 처방한다는 그 자체가 웃깁니다.

석유가 발견되면서 산업혁명에 반드시 필요하게 되어 마구 사용을 하게 되고 마구 퍼올리게 됩니다. 그런데 석유를 정유하면 반드시 찌꺼기가 남게 되는데 해당 찌꺼기를 처리할 방법을 두고 고민을 하게 됩니다. 석유찌꺼기는 너무 위험하고 처리하기가 너무 어려워서 그냥 기계의 윤활유 정도로만 사용을 하게 됩니다. 그래도 너무 많이 찌꺼기가 남습니다. 고민을 합니다.

나쁜 놈, '록펠러John Davison Rockefeller'라는 사람은 아주 독한 자입니다. 이자는 석유업체를 단합하여 가격을 가지고 농락하는가 하면, 각국에 압박을 하여 석유만 사용하도록 만듭니다. 그것도 모자라서 석유라는 것은 본래 무한대로 퍼올릴 수 있으며 화석이 있는 지대보다도 더욱 깊숙히 파고 들어가야 퍼올릴 수 있습니다. 석유는 지구 자체에서 땅 자체가 압력을 받고 화학작용을 하여 만들어지는 것입니다.

예를 들어, 어느 석유시추 지점에서 너무나도 마구 퍼올려서 더 이상 석유가 없다 해도 50년이 지나면 해당 석유시추 지점에 다시 꽉 차게 됩니다. 이렇듯 석유는 무한대로 사용할 수 있는 것입니다. 이것을 마치 석유는 유한한 것인양 헛소문을 퍼트려서 가격을 마구 마구 올립니다. 이것도 모자라서 석유를 정유하고 난 찌꺼기를 약물로 둔갑시킵니다.

록펠러라는 작자는 해당 석유찌꺼기를 암에 특효한 약물이라고 정부와 짜고 판매를 하게 됩니다. 물론 각국의 정부에서 허가를 해줘서 의사들이 암환자들에게 처방을 마구 했습니다. 석유찌꺼기를 말이지요. 암환자들은 해당 석유찌꺼기를 먹고 죽거나 암이 더욱 번지는 등 별의별 부작용을 겪었습니다. 그래도 그 누구 하나 책임질 수 없으며 여전히 의사들은 정부의 허가를 받은 해당 석유찌꺼기를 암환자들에게 처방했습니다.

록펠러의 아들은 더이상 암환자들이 해당 석유찌꺼기를 잘 먹지 않자 이번에는 새로운 시도를 합니다. 해당 석유찌꺼기를 변비에 좋은 특효약으로 팔아먹습니다. 물론 각국의 정부에서 허가를 해줘서 의사들이 변비 환자들에게 처방을 마구마구 했습니다. 석유찌꺼기를 말이지요. 해당 석유찌꺼기를 먹고는 죽거나 암에 걸리거나 병신이 되어버렸습니다. 그래도 그 누구 하나 책임지지 않았습니다.

이번에는 석유찌꺼기가 더 이상 약물로서 판매가 잘 안되자 여러 나쁜 놈들이 다양한 시도를 합니다. 우선 피부에 바르는 것부터 각종 화장품, 의약품 등에 사용을 하게 합니다. 지금 우리가 피부에 바르고 먹는 것들은 석유를 사용하도록 되어있습니다. 이제는 하다하다 안되니까 석유를 이용하여 발효를 시켜서 여러가지 균주에 의해 인공합성조미료가 탄생되고 비타민 B 등이 생겨납니다.

인공합성조미료인 MSG는 전세계적으로 전부 먹고 있습니다. 그리고 건강의약품이라고 '비타민B콤플렉스vitamin B complex'로 팔아 먹고 있습니다. 현재 우리의 인류는 석유를 바르고 먹고 있습니다. 각국의 정부허가로 인해 합법적으로 말이지요.

'탈리도마이드Thalidomide' 약물도 빼 놓을수 없지요. 1950

년대에 판매를 했던 약물인데 임산부의 입덧 방지용으로 전 세계적으로 각국의 정부가 허가해서 의사들이 합법적으로 너도 나도 처방을 마구 했던 약물입니다. 덕분에 해당 약물을 먹었던 임산부들의 아기들은 전부 기형아가 되었습니다. 역시 그 어느 누구 하나 책임지는 자들 없습니다.

과거 수 많은 마약을 젖니가 빠지지도 않은 아기들에게 먹이고서는 아무도 책임지지 않았습니다. 그리고 임산부들이 먹도록 권장해놓고는 기형아들을 낳게 되는데도 아무도 책임지지 않았습니다. 그렇다면 과연 정부가 허가해주는 약물들이 전부 문제가 없나요?

그나마 '대마cannabis'는 아주 고대로부터 사용되었던 부작용이 극히 적은 약물입니다. 정부가 허가해줬던 약물 중 가장 약효가 뛰어나고 가장 부작용이 적으며 술, 담배보다 훨씬 더 안전하며 탐닉성이 거의 없는 약물입니다. 지금은 대마를 마약으로 분리해놓고는 사용도 못하게 막습니다.

해당 약물은 고대로 부터 암치료제였으며 각종 질병에 탁월하게 효능이 뛰어났으며 알려진 바와 전혀 다르게 탐닉성이 거의 없는 약물입니다. 왜? 대마초를 피울 수 없게 하고 왜 대마를 이용한 약물을 사용 못하게 할까요?

답은 간단합니다. 대마초 대신 담배를 팔아먹어야 하며 잘 치료도 되지 않는 약물들을 비싸게 팔아먹어야 하니까요. 그래서 각국의 정부에서 대마초를 사용하지도 재배조차 하지 못하도록 막습니다.

1900년도 초반 당시에는 대마초를 피우는 것이 합법적이었고 탐닉성도 거의 없어서 남녀노소 누구나 피울 수 있었습니다. 우리가 알고있는 것과 정반대의 사실이지요. 그리고 대마초를 한 그루 심으면 나무 한그루 심은 것 보다 훨씬 더 많은 산소를 내뿜게 됩니다.

간단히 말해서 100입방미터(m^3)에 산소가 엄청나게 많이 난다는 나무를 심은 집단과 똑같이 100입방미터에 대마초를 심게 되면 결과는 대마초를 심은 쪽에서 산소가 몇배 더 많이 생산됩니다.

(출처/ 네이버 블로그 '너는 신이야')

의사가 못 고치는 환자는 어떻게 하나?*

생명 하나 받아서 이 땅에 태어나 사람이라고 한다. 생명이 없으면 아무 것도 없다. 헌법이 최고 이념으로 삼는 인간의 존엄과 가치도, 부모형제도, 처자식도, 조국도, 아니 우주조차도 없다. 생명은 존재 자체이자 절대가치이다. 그러므로 사람이 한 평생 살면서 가장 괴로운 일은 그 생명이 좀먹히는 것이고, 병에 걸려 고통 당하는 것은 그 대표적 현상이다.

병이 들면 누구나 의사에게 간다. 그렇게 해야 된다고 배우

---

* 이 글은 전 부산지방법원 부장판사 시절 의료전담 재판관으로 재직하면서 강연과 집필을 통하여 민중의술의 합법화와 의료제도 개혁을 위한 운동을 해온 황종국 변호사의 저서 『의사가 못고치는 환자는 어떻게 하나?』의 서문이다.

2020년 12월 29일, 이 시대의 뛰어난 명의로서 제도 의료권에게 핍박받다 돌아가신 구당(灸堂) '김남수'선생님의 부음을 듣고서 애통한 마음에 이 책의 추천사를 써주신 '황종국' 변호사님의 글을 삼가 영전에 바칩니다.

면서 자랐다. 그런데 의사가 병을 다 고쳐주던가? 얼마나 고쳐 주던가? 의사들, 한의사들 스스로 하는 말이 20~30%이다. 그것도 후하게 봐준 것이란다. 나머지 70~80%는 어떻게 하란 말인가? 희한하게도 「대~한민국」의 의료법은 의사나 한의사 아닌 사람에게 가서는 치료를 받지 못하게 한다. 그들이 20-30%밖에 못 고친다고 자인하고 있는데도 말이다. 이는 70~80%의 환자더러 스스로 고치든지, 아니면 앓다가 죽으라고 명령하는 것에 전혀 다름 아니다. 세상에, 내 병 내가 고치고 내 생명 내가 지키겠다는데, 누가 치료를 받아도 된다 안 된다 할 수 있단 말인가? 국가가 법률로 나의 치료수단 선택권을 제한한다면 국가가 내 생명과 건강을 책임지기라도 하겠단 말인가? 어떻게 책임지겠다는 것인가?

더구나 이 나라, 이 백성은 세계에서 가장 뛰어난 의료 풍토와 의료 자질을 타고났다. 지구상에서 가장 훌륭한 의료문화의 전통과 의술의 능력을 가지고 있다. 의사와 한의사는 20-30%밖에 못 고치지만, 이 땅의 이름 없는 민중의료인들은 적어도 80~90%의 환자를 능히 고쳐낸다. 나는 12년간 병원을 다니며 앓던 지병을 너무도 간단한 쑥뜸으로 고친 후 지금까지 22년 동안 민중의술의 경이로운 치료능력을 수없이 경험하고 확인하였다.

전신이 마비되어 식물인간 상태인 67세의 할머니가 30일간의 단식을 통하여 완전히 회복되는 것을 직접 지켜보았다. 말기 간경화증으로 절박한 죽음의 고비를 몇 번 넘긴 어느 분에게 쑥뜸을 하게 하여 서너 달만에 병원에서 검사결과가 정상이라는 판정을 받기도 하였다. 중풍으로 한방병원에 열흘 넘게 입원하였으나 점점 증세가 악화되어가던 친 형님을 퇴원시켜 30분간 침을 맞고 정상으로 돌아오게 하였다. 관절과 근육을 다쳐 화장실 출입도 업혀서 하던 사람이 침을 세 번 맞고 정상적으로 걸어다니는 것을 보았다. 오른 팔이 올라가지 아니하여 수십 번 병원을 드나들었으나 효과가 없다고 하소연하는 사람을 잠깐 만져 1분도 안되어 팔을 빙빙 돌리도록 만드는 것도 보았다. 이런 사례는 끝이 없다.

그런데 이 나라의 법률과 판결은 이렇게 뛰어난 민중의술을 모조리 감옥에 가두어 짓밟고 있다. 하늘이 내려준 신의神醫라 해도 의사 자격증이 없으면 가차없이 수갑을 채운다. 해방 후 지금까지 그리 해 왔다. 본격적으로 그렇게 한 것은 1962년 군사정권때부터이다. 지금 이 글을 쓰는 순간에도 전국의 민중의료인들이 계속 잡혀 들어가고 있다는 연락이 끊이지 않는다. 역천逆天도 이만 저만 아니다. 언젠가는 천벌을 받을 일을 눈 하나 깜짝 않고 저지르고 있다.

그리하여 의술의 텃밭인 민중의술은 말살 직전에 이르렀다. 누구든지 의사가 못 고치는 병을 앓고 있으면 의사든 아니든 그 병을 잘 고치는 사람을 찾게 마련이다. 대통령이든, 장관이든, 국회의원이든, 판·검사든, 경찰관이든, 일반 서민이든 막론하고 말이다. 의사조차도 자신이 병에 걸려 다급하면 그렇게 한다. 이것은 생명의 본능이다. 인지상정이고 자연의 순리이다. 그러므로 막을 수도 없고 비난할 수도 없다. 막으려고 하는 것은 억지이다. 억지는 숱한 부작용을 부르게 마련이다. 그럼에도 이를 막으려고 어거지를 부리는 것이 우리네 의료제도이다.

치료받은 사람들도 그렇다. 병만 잘 고쳐가고는, 고쳐 준 사람과 그의 의술을 보호하고 지켜 줄 생각은 안 한다. 그 사람이 의사자격증 없이 치료했다고 구속되고 처벌받으면 모른 척 외면한다. 그러고도 필요하면 또 가서 이용한다. 심지어는 치료를 잘 받고도 무면허 의료행위를 했다고 협박하여 돈을 뜯어먹는 인간 말자들도 있다. 양심이 마비되던가 정신이 돌지 않고는 있을 수 없는 일이다. 이런 현상은 사람 사는 세상의 도리가 아니다. 이 나라가 제정신을 가진 국민들이 사는 나라라면 이럴 수는 없다.

그 뿐만 아니다. 의사를 양의사와 한의사로 나누어 놓고 서로 상대방의 의술을 전혀 사용하지 못하게 분리·고립시키고 있다. 그러면서 또 민족의학인 한의학은 천대하여 한쪽 구석으로 밀쳐놓고, 비싸고 비효율적이며 비인간적인 서양의술을 수입하여 의료제도의 중추로 채택하고 있다. 의료광고도 의사에게 독점시켜 일반 국민들의 의료에 대한 자유로운 정보의 전달과 교환을 봉쇄하고 있다. 의료주권자인 국민 각자로 하여금 주체적인 판단능력을 체득할 수 없도록 가로막고 있는 셈이다. 세계에 이런 제도를 취하고 있는 나라는 없다.

세계 각국은 이미 치료효과가 있는 의술은 무엇이든지 받아들인다는 열린 자세를 취하고 있고, 동·서양의 의술을 변증법적으로 융합한 통합의학으로 나아가고 있다. 병 잘 고치는 치료법이 있다고 하면 이를 받아들이는데 혈안이 되다시피 한다. 이는 의술의 본질에 비추어 보면 지극히 당연한 자세가 아닌가! 우리만이 이러한 새계 의학계의 조류에 역행하여 가장 폐쇄적이고 고립적이며 이기적인 의료제도를 취하고 있는 것이다.

그 결과는 어떠한가? 이러한 제도는 서양의술이 동반한 상업주의와 결탁하면서 필연적으로 값 싸고 병 잘 고치는 의술을 몰아내고 비싸고 치료효율이 낮은 의술이 판을 치게 하며, 의술 상호간의 경쟁적이고 효율적인 발전을 가로막아 국가 의료시스템을 전체적으로 고비용 저효율 구조로 몰고 갈 수 밖에 없게 된다. 병은 못 고치면서 의료비는 천문학적으로 늘어가는 것이다. 병을 못 고치니 환자가 넘치고 쌓인다. 천문학적인 의료비는 모조리 국민 호주머니를 털어 간 돈이다. 그 돈을 서로 가지려고 의사와 약사들은 서로 싸운다. 보건정책 당국은 숫자를 꿰어 맞추거나 의료보험의 수혜 범위를 좁혀서 의료보험 재정의 적자를 흑자로 위장하기에 여념이 없다. 국민을 위하고 의술의 전체적인 발전을 도모하는 의료제도가 아니라, 의사·약사와 병원의 이익을 위한 제도가 되어 버린 것이다.

진정한 의료개혁이 무엇인지는 안중에도 없다. 의료문제를 해결하려고 애쓰는 척 해보지만, 근본을 외면하고는 아무리 잔재주를 부려도 결국 국민의 고혈을 쥐어짜는 길밖에 없을 것이다. 그런데 국민들은 거의 모르고 있다. 이 나라의 의료제도가 얼마나 엉터리인지를, 그래서 속고 있다. 속으면서 고통 당하고 아우성치고 있다. 질병의 고통에, 치료비의 고통에, 짓밟히고 갇히는 고통에 아우성치고 있다. 생명의 고통과 아우성이 이 나라 하늘과 땅을 진동하고 있다. 이래서야 어찌 좋은 나라가 될 수 있겠는가? 누구를 믿을 것인가? 어디로 가야 할 것인가? 이 책(『의사가 못고치는 환자는 어떻게 하나?』)은 이에 대한 대답이요, 해답으로 쓴 것이다.

의술은 병을 고치는 것이다. 그러므로 진정한 의술은 병을 잘 고치는 것이다. 그것도 값싸게 고칠 수 있어야 한다. 그렇게 되도록 제도를 만드는 것이 진정한 의료개혁이다. 무엇이 어려운가! 어설픈 머리로 본질은 외면한 채 이 눈치 저 눈치 보면서 이 계산 저 계산 다 하고 있다 보니 아무것도 안 되는 것이다. 세상에서 돈이 가장 적게 드는 방법으로, 가장 병을 잘 고치는 의술이 한국의 민중의술이다. 우리 국토가 가진 기운과 우리 민족이 갖고 태어난 본래의 성정性情상 그렇게 되어있다. 법률의 핍박에도 불구하고 지금도 끊임없이 자생自生하고 있는 새롭고 경이로운 민중의술들은 이 땅이 인류를 구할 의술의 텃밭으로 점지된 곳임을 증명하고 있다.

이 특장特長이 잘못된 제도에 억눌린 채 전혀 빛을 발하지 못하고 있다. 우리가 의료기술 하나만으로 세계를 선도하며 국리민복國利民福을 도모할 수 있는데도, 하늘이 내려준 능력과 기회를 스스로 포기하고 있는 셈이니 안타깝기 짝이 없다. 이 책은 이를 밝히고자 한다.

빛나는 우리 의료문화 전통의 원형도 제시한다. 의료의 본질에 비추어 이 나라 의료법과 이를 운용하는 판례와 실무가 얼마나 잘못되어 왔으며, 이미 통합의술로 가고 있는 세계 의료의 개방적 동향에 비하여 우리가 얼마나 패쇄된 상태에서 뒤떨어져 있는지도 논증한다. 나아가, 그렇게 된 근원을 파헤치고, 이를 개선할 수 있는 방법과 진정한 의료개혁의 방향을 세운다. 병은 누구에게나 오고, 따라서 병에서 벗어나고자 하는 갈망 또한 누구에게나 간절하다. 그래서 의도醫道는 본래 만인萬人의 것이다. 법관이기 이전에 국민의 일원으로서, 잘못된 의료제도의 피해자의 한사람으로서, 너무도 답답하여 보다 못해 분연히 한 주장을 펴게 되었다. 잘못된 부분이 있으면 비판과 가르침을 받는데 인색치 않을 것이다. 뜻을 같이 하는 분들의 동참과 분발을 호소한다.

다음은 황종국 변호사의 저서 『의사가 못고치는 환자는 어떻게 하나?』가 출판된 이후 각 언론보도이다.

"민중의술에 대한 탄압을 그만두라"

(2005-02-26, 부산=연합뉴스)

현직 의료담당 부장판사가 다양한 민간 의료행위에 대해 소개하고 현 의료법의 모순을 강도 높게 비판하는 책을 내놔 화제가 되고 있다.

모두 3권으로 된 이 책을 통해 저자는 직간접적인 경험을 바탕으로 한 민간의술의 다양한 치료사례를 소개하고 국내 의료법체계의 모순에 대해 직격탄을 날리고 있다.

저자는 사법시험에 합격하던 해인 1982년 4월에 우연히 단식을 경험하면서 민간의술에 대해 관심을 갖기 시작했다.

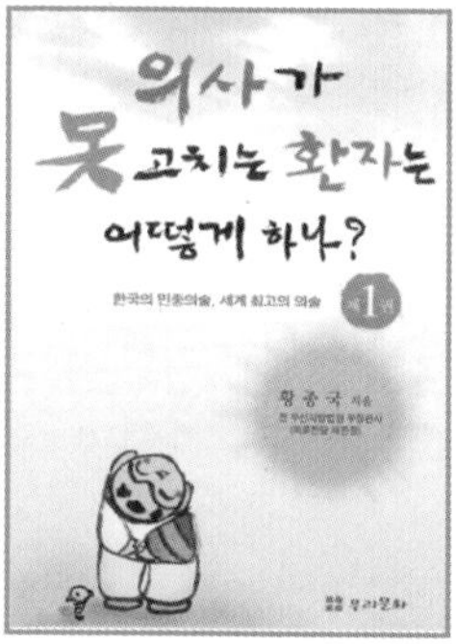

부산지법 의료전담 재판부인 민사7부 황종국(黃宗國.52.사시 24회) 부장판사가 저술한 `의사가 못 고치는 환자는 어떻게 하나'(도서출판 우리문화).

이후 다양한 민간의술을 직간접으로 경험하면서 이 분야에 빠져들게 됐다는 것.

책의 1권은 단식에서부터 침술, 쑥뜸, 부항요법, 사혈요법, 수기요법, 민약법, 물요법, 영혼치료와 벽사법, 우주 초염력 치료법 등 10여가지 민간 치료법에 대한 치료사례를 소개하고 민간의술의 우수함을 자랑하고 있다.

2권에서는 의사와 한의사들의 한계에 대해 지적하고 '엉터리 의료제도'의 위헌성과 상급 법원의 판단에 대해서도 강도 높게 비판하고 있다.

"의사들, 한의사들 스스로 하는 말이 후하게 봐줘서 환자의 20~30% 밖에 치료하지 못한다고 한다. 나머지 환자는 어떻게 하란 말인가. 희한하게도 대한민국 의료법은 의사나 한의사가 아닌 사람에게 가서는 치료받지 못하게 한다. 국가가 법률로 나의 치료수단 선택권을 제한한다면 국가가 내 생명과 건강을 책임지기라도 하겠단 말인가?"라고 저자는 되묻는다.

3권에서는 민간 의술에 대한 뿌리깊은 왜곡의 역사와 저자가 생각하는 의료개혁의 방향을 제시하고 있다.

부산에서 줄 곧 법관생활을 하는 향판인 저자는 92년에는 무면허 침구사에 대해 구속영장을 기각하면서 "병을 잘 고치는 사람이 진정한 의사다"라고 말해 세간의 이목을 끌기도 했다. 또 94년에는 무면허 의료행위를 전면 금지하고 처벌하는 의료법이 환자의 치료수단 선택의 자유와 건강권과 생명권을 침해할 소지가 있다며 헌법재판소에 위헌법률심판을 제기하기도 했다.

지난 3년간 부산지법에서 의료분쟁을 전담하고 있는 저자는 오진으로 유방절제술을 한 의사에 대해 2억3천만원이라는 거액의 배상판결을 내리는 등 제도권 의료행위의 과실에 대해 준엄한 판결을 내리고 있다.

'의사가 못 고치는 환자는 어떻게 하나'

- 황종국 부산지법 부장판사 '의사가 못 고치면 … ' 책 내

(중앙일보 2005-02-04 정용백, 송봉근)

"병을 잘 고치는 사람이 진정한 의사다."
부산지법 황종국(52.사법시험 24회) 부장판사는 1992년 무면허 침구사에 대한 구속영장을 기각하면서 이 말을 남겨 화제가 됐었다.

민간의술의 열렬한 옹호자인 황 부장판사가 이번에 '의사가 못 고치는 환자는 어떻게 하나'라는 제목의 책을 냈다.

황 부장은 이 책(3권)을 통해 현행 의료법의 모순에 대해 비판하면서 단식.침술.쑥뜸 등 14가지의 민간 치료법을 소개했다. 국내외 민간의술 서적 60여권을 참조하고 민간 치료사 25명의 자문을 받아 책을 썼다고 했다.

황 부장은 82년 단식의 효과를 경험한 뒤 민간 의술에 관심을 갖기 시작했다. “12년간 병원을 다니며 완치 못했던 축농증을 간단한 쑥뜸으로 고쳤다”는 그는 "그 동안 민중 의술의 경이로운 치료능력을 수없이 봐왔다"고 말했다.

황 부장은 94년 '무면허 의료행위를 금지하고 처벌하는 현행 의료법은 환자의 치료수단과 건강권.생명권을 침해하기 때문에 위헌'이라며 헌법재판소에 위헌법률 심판을 청구하기도 했다.

황 부장은 “이름 없는 의사보다 잘 치료하는 민중 의료인이 많은데도 법률과 판결은 민중 의술을 모조리 죄악시 하고 있다”며 “환자는 의사든 아니든 그 병을 잘 고치는 사람을 찾게 마련이고 그것은 생명의 본능”이라고 주장했다. 부산에서만 법관생활을 해온 황 부장은 의료사건 전담 재판부를 맡고 있다.

“의사가 치료 못한 환자는 누가 고치나”

(브레이크뉴스, 2005-02-05 14:44)

의료재판을 전담해온 한 부장판사가 ‘의사가 못 고치는 환자는 어떻게 하나’라는 제하의 책을 저술해 화제가 되고 있다.

부산지방법원 재판부 민사 7부의 황종국(52.사시 24회)판사는 총 3권의 책을 발간해 국내 의료법의 모순과 민간의료에 대한 사회적 이해를 촉구했다.

황 판사는 민간요법을 통해 “12년간 고생하던 콧병을 귀 뒤에 쌀알 반 크기의 쑥뜸을 하는 간단한 방법으로 고치고 전신이 마비된 67세의 할머니가 30일간의 단식을 통하여 완전히 회복되는 것을 직접 지켜보는 경험을 한 이후 20여년간 우리 민중의술의 경이로운 치료능력을 참으로 많이 체험하고 관찰했다”고 밝혔다.

황판사는 최근에 “말기 간경화증으로 죽음의 고비를 몇 번 넘긴 어느 분에게 쑥뜸을 하게 했는데 서너달 만에 병원에서 검사결과가 정상이라는 판정을 받게 됐다”고 이 책에서 주장하고 있다.

그는 또 “이 나라의 의료법은 이런 값싸고 효율적인 치료를 전혀 받지 못하게 법률로 금지하고 있는 것은 참으로 이해할 수 없는 일이다”면서 “환자가 자기 병을 고치고자 하는데 원하는 치료방법을 선택할 수 없게 법률로 가로막는 이유가 무엇인가”라며 현행 의료법을 강하게 비판했다.

그는 특히 “대학을 나오지 않았다면 감옥에 처넣어 의술의 텃밭인 민중의술을 완전히 말살하고 있으니 하늘 아래 둘도 없는 이러희한한 제도를 법제(法制)화하고 있는 나라가 이 나라이다”고 지적했다.

그는 의료법에 대한 모순을 지적하면서 “의사를 양의사, 한의사로 나누어 서로 상대방의 의술을 전혀 사용하지 못하게 분리 고립시키고 그러면서 민족의학인 한의학은 천대해왔다”고 주장했다.

더욱이 “서양 의술을 의료제도의 중추로 채택하고 의료광고도 의사에게 독점시켜 일반 국민들의 의료에 대한 자유로운 정보의 전달과 교환을 봉쇄하고 있다"며 "의료주권자인 국민 각자의 주체적인 판단능력체득을 가로막는 세계에서 가장 폐쇄적, 고립적, 이기적인 의료제도를 취하고 있다"고 덧붙였다.

황 판사는 이번에 출간된 3권의 저서를 통해 민간요법, 대체의학 등의 필요성을 역설하며 "우리 민족의술은 인체를 각 부분이 유기적으로 결합된 전체로 보고, 증상 자체는 병이 아니라 병이 생겼음을 알려주는 신호로 보며, 그 증상이 생긴 근본원인을 찾아서 이를 제거하는 것을 치료로 삼고, 병의 원인이 눈에 보이지 않는 것에서부터 비롯됨을 알고 보이지 않는 것을 다스린다"고 나름대로의 지식을 열거하고 있다.

그는 우리나라의 민간요법에 대해서는 "기·기운·경락·경혈 등이 그렇고, 기를 움직이는 근원이 마음의 작용임을 깨달아 마음을 다스리고 마음의 본질을 깨우치는 수행법을 발전시킨 것"이라며 "우리 민족의술은 치료방법이 보다 근원적이고 부작용이 적으며, 단순히 질병의 치료에 그치지 않고 질병과 그 치료의 체험을 통하여 존재의 실상에 대한 보다 깊은 인식으로 이끄는 힘이 있는 것"이라고 강조했다.

한편 황 판사의 주요 경력을 보면 1994년에는 무면허 의료행위를 전면 금지하고 "처벌하는 의료법이 환자의 치료수단 선택의 자유와 건강권과 생명권을 침해할 소지가 있다"며 헌법재판소에 위헌법률심판을 제기했다.

그는 또 지난 3년간 부산지법에서 의료분쟁을 전담하며 오진으로 유방절제술을 한 의사에 대해 2억3천만 원이라는 거액의 배상판결을 내리는 등 제도권 의료행위의 과실에 대해 특히 엄격한 판결을 내려온 것으로 알려졌다.

의사가 아닌 현직판사가 현행의료법 및 의료행위에 대해 정면으로 비판한 책과 관련 앞으로 의료계가 어떻게 대처할지 귀추가 주목되고 있다.

"민중의술에 대한 탄압을 중단하세요."

[국민일보 2005-02-04]

의료분야를 담당하는 현직 부장판사가 다양한 종류의 민간 의료행위를 소개하고, 현 의료법의 모순을 강도 높게 비판하는 책을 내놨다. 부산지법 의료전담 재판부인 민사7부 황종국(52) 부장판사는 최근 펴낸 '의사가 못 고치는 환자는 어떻게 하나(도서출판 우리문화·전 3권)'를 통해 의료계와 의사, 의료법 체계에 대해 직격탄을 날렸다.

저자는 사법시험에 합격하던 1982년 4월 우연히 단식을 경험하면서 민간의술에 대해 관심을 갖기 시작했다.

이후 다양한 민간의술을 경험하면서 이 분야에 빠져들게 됐다. 그는 이 책에서 의사와 한의사들의 한계에 대해 지적하면서 '엉터리 의료제도'의 위헌성과 상급법원의 판단에 대해서도 비판하고 있다.

저자는 특히 "의사들, 한의사들 스스로 하는 말이 후하게 봐줘서 환자의 20~30% 밖에 치료하지 못한다고 말한다. 나머지 환자는 어떻게 하란 말인가. 희한하게도 대한민국 의료법은 의사나 한의사가 아닌 사람에게 가서는 치료받지 못하게 한다. 국가가 법률로 나의 치료 수단 선택권을 제한한다면 국가가 내 생명과 건강을 책임지기라도 하겠단 말인가"라고 되묻는다.

부산에서 줄곧 법관생활을 해 온 저자는 1992년 무면허 침구사에 대해 구속영장을 기각하면서 "병을 잘 고치는 사람이 진정한 의사"라고 말해 세간의 이목을 끈 적이 있다.(부산=권경훈기자)

[돈화문 칼럼]

의료정책 근본을 뜯어고치자

김영경 (「시민의신문」 편집위원장)

예언자 무하마드가 남긴 수많은 일화 가운데 치유에 관한 것이 있다. 하루는 다리통증으로 고생하는 조카를 데리고 한 여인이 무하마드를 찾았다. 예언자는 손으로 소년의 머리를 쓰다듬으며 그를 위해 하느님께 축복을 구한 다음, 예배를 준비하며 자신의 얼굴과 손발을 씻은 물을 마시게 했다. 무하마드가 소정(小淨)에 쓴 물은 질병치료에 특별한 효능이 있어 사람들은 그 물을 얻기 위해 서로 다투다시피 했다.

"참으로 부끄럽다"

종교적 권능으로 병자를 치료한 사례로 치면 예수 그리스도를 따를 인물이 없을 것이다. 성경엔 각종 불치병을 치료한 예수의 행적이 도처에 기록되어 있다. 가톨릭 교회에서는 이 전통을 귀히 여겨 '병자성사(病者聖事)'라는 이름으로 7대성사 가운데 하나로 포함시켰으며, 개신교에서도 "예수 그리스도의 이름으로" 일어날 것을 기원하는 안찰기도가 신앙의 주요 항목으로 자리 잡고 있다. 신앙의 힘을 이용해 환자를 치료한 사례는 기독교와 이슬람 외에 힌두교, 불교, 도교, 무교, 특히 신종교의 창시자들과 관련된 일화 속에서도 무수히 발견할 수 있다.

종교적 카리스마와 거리가 먼 일반인들 가운데도 다양한 형태의 치유능력을 창조주로부터 부여받은 사람들이 적지 않다. 이들 유·무명의 명의(名醫)는 각종 난치병, 불치병을 치료해줌으로써 절망에 빠진 환자들을 병마로부터 해방시켜 주었다. 그들이 세상에 남긴 치료법은 민간요법의 형태로 그 맥을 이어오고 있다. 앞에서 소개한 신앙치료법을 비롯하여 명상요법, 최면요법, 향기요법, 동종요법, 수기요법, 단식요법, 면역요법, 봉침요법, 부항, 침술, 뜸술 등이 그것이다.

유럽이나 미국에서는 이러한 동·서양의 전통 민간의술을 대체의학으로 분류하여 질병치료에 활용하고 있다. 그러나 대체의학에 대한 우리나라 제도권 의학계의 시선은 곱지 않다. 수많은 치유 사례를 눈으로 보면서도 "의학적으로 그 효과가 규명되지 않았다"라던가 대체의학에 매달리는 사람들은 "현대의술을 거부하여 사망에 이르는 경우가 많다"는 단서를 붙이곤 하는 것이다.

이러한 언급 속에는, 그 말이 비록 순수한 동기에서 나온 것이라 하더라도, 환자의 치료보다 과학적 인과관계를 중시하는 실증주의적 강박관념과 현대의학에 대한 맹신이 숨어 있다. 현대의학이 그 동안 눈부신 발전을 한 것은 사실이지만, 오늘날 병원에서 의사가 고칠 수 있는 질병은 전체 질병의 20~30퍼센트 정도밖에 되지 않는다. 그러므로 민간의술에 의존하는 사람들이 "현대의술을 거부하여 사망에 이르는 경우가 많다"는 말은 사실을 호도하는 것이다. 기실 민간의술에 의지하려는 사람들의 대부분은 병원에서 포기를 했거나, 그곳에서 희망을 보지 못한 사람들이다.

그럼에도 불구하고 현대의학에 대한 19세기적 맹신에 근거해 '하늘이 내린 명의'들을 '돌팔이'로 내몰고, 마녀사냥식으로 박해한다면 얼마나 한심한 일인가. 최근 이러한 사실을 적시, "의료인이 아니면 누구든지 의료행위를 할 수 없다"고 규정한 현행 의료법 제25조 제1항 전단의 부당성을 정면으로 고발한 책이 출간되어 눈길을 끈다. "의사가 못 고치는 환자는 어떻게 하나?"가 바로 그 책이다. "참된 의료개혁을 위한 보고서"라는 부제가 붙은 이 책은 저자가 현직 부장판사일 뿐만 아니라 의료전담 재판장직을 맡고 있어 더욱 신뢰가 간다.

그렇다. 현대의학을 거부하여 사망에 이르는 경우도 없지 않을 것이다. 그러나 의료제도가 민간의술의 힘을 빌리지 못하도록 가로막아 환자가 죽을 수밖에 없다면 이게 어디 제대로 된 국가인가? "부끄럽다. 참담할 정도의 부끄러움이 이 책을 쓰지 않을 수 없게 한다." 책의 저자인 황종국 판사가 서문에 밝힌 고백이다.

의료주권을 찾자

현대의학의 성과를 폄하하거나 민간의술에 대한 맹신을 부추기고자 하는 말이 아니다. 어떤 형태의 의술이든 그것이 인간의 생명을 위하고 병마에 시달리는 환자들을 돕기보다 오히려 이에 종사하는 사람들의 집단적인 이익을 더 중히 여긴다면, 이것은 지탄받아 마땅하다는 사실을 지적하고자 할 뿐이다. 광복 60주년! 입법부는 의료주권의 주체가 누구인지를 깊이 헤아려 우리나라의 의료정책을 근본적으로 뜯어고칠 때이다.

백신은 무용지물

코로나19는 미네랄을 풍부하게 섭취하여 세포막이 건강한 사람들에게는 아예 범접도 못한다. 현대는 농약과 비료, 환경오염 등으로 미네랄이 급격하게 사라졌다. 게다가 의사는 환자를 만들고 학교는 노예와 괴물만 키우는 한국에서는 물을 끓여서 미네랄이 없는 물을 먹게하여 환자들이 끊임없이 넘쳐난다. 나는 시골에서 부산와서 40년을 수도물로는 발만 씻었다.

제약회사들로부터 뒷돈 받는 의사들이 시키는대로 신장을 망가뜨리는 약들을 매일 한주먹씩 먹다가, 산에 들어와서 햇볕 아래 약초 캐느라 땀을 뻘뻘 흘리며 헤매다가 목이 말라 바위틈에서 솟아나는 약수를 꿀꺽꿀꺽 맛나게 마신다.

이 때부터 몸은 달라지기 시작한다. 난치병, 불치병, 희귀

병 환자들이 병원을 탈출하여 산으로 들어가면 완치가 되는 이유이다. 지하광물 속에 녹아있는 지하수가 암벽을 뚫고 흘러내리는 생수 속에는 각종 미네랄과 나트륨, 칼슘, 마그네슘, 칼륨 등이 풍부하다. 의사, 약사들이 내미는 비타민이나 미네랄, 칼슘, 그거 모두 소용이 없다. 흡수가 되지않고 거의 소변으로 다 빠져 나간다. 천일염과 달리 사먹는 햄버거나 각종 음식물 등에 들어있는 정제염은 해로운 나트륨만 남았다. 정제염에 들어있는 각종 미네랄과 칼슘과 마그네슘과 칼륨 등은 미리 빼내서 제약회사에 팔아먹는다.

우리나라에 독감으로 1년에 죽는 환자는 약 4,000명이다. 지금 코로나19로 죽은 환자는 약 344 명이다. 코로나19 처럼 독감환자들을 따라 다니면서 생중계를 한다면 세상은 어떻게 변할까? 바이러스는 끊임 없이 변종을 하는데 백신장수들이 검증의 5년은 고사하고 이렇게 쌩쇼를 벌이는 이유는? 세상이 갈수록 험악하니 각자 도생해야 한다.

1871년부터 1872년 사이에 영국에서는 2살부터 50살까지 전 국민의 98퍼센트에 대해 소아마비 백신을 접종했지만 45,000명이 소아마비에 걸려 사망했다. 1871년에 천연두 발병률은 100,000명당 28명이었으나 1880년에는 46명으로 치솟았다. 같은 시기에 독일에서도 강제 접종률이 96퍼센트에 달했지만 125,000명 이상이 소아마비로 사망했다. 독일에서 1940년에 디프테리아에 대한 강제 접종이 실시된 이후 디프테리아 감염자가 40,000명에서 250,000명으로 급증했다.

WHO의 후원으로 아프리카 가나에서 홍역 백신을 전 인구의 96퍼센트 이상에게 접종한 후 1967년 WHO는 가나에서 홍역이 전멸됐다고 선언했지만, 5년 후인 1972년에 최악의 홍역 감염 사태가 벌어졌다. 1970년대 인도에서 결핵 감염과 관련된 소송에서, 대부분 결핵 백신을 접종받은 사람들이 접종받지 않은 사람들에 비해 감염 비율이 월등히 높다는 사실을 법원이 확인했다.

1978년 미국의 30개 주에서 진행된 연구에 의하면 홍역에 감염된 어린이들의 절반 이상이 백신을 접종받은 어린이라는 사실이 확인됐다. 미국의사협회지 1981년 2월호에는 산부인과 의사들의 90퍼센트와 소아과 의사들의 66퍼센트가 풍진 백신 접종을 거부한다는 조사 결과를 발표했다.

스웨덴은 1979년에 백일해 백신이 아무런 효과가 없음을 확인하고 접종을 금지했다. 이는 그 전해인 1978년에 발생한 5,140건의 감염 사례 중에서 84퍼센트에 해당하는 사례가 3번 이상 백신을 접종받은 경우라는 사실이 확인됐기 때문이다.

미국에서 DPT(디프테리아, 백일해, 파상풍 백신) 가격은 1982년에 1센트에서 1987년에 11,40달러로 5년 사이에 104배 인상됐다. 1987년을 기준으로 제약회사가 백신 부작용으로 인한 사망자의 유가족들에게 지불할 배상금과 소송비용을 준비하기 위해 한 개당 8달러(판매 가격의 70퍼센트)를 비축하도록 준 특혜였다.

백신의 효능을 강조하는 대부분의 웹사이트는 제약회사와 그들로부터 재정지원을 받는 주류 의사들이 운영하는 사이트다.

1988년에서 1989년 사이에 중동의 오만에서 발생한 소아마비 대량 발생 사태에서 감염자들은 대부분 백신을 접종받은 사람들이었고, 감염률이 가장 높은 지역은 접종률이 가장 높은 지역이었고, 감염률이 가장 낮은 지역은 접종률이 가장 낮은 지역이었다.

1990년에 영국 의사 598명을 상대로 진행된 조사에 의하면, B형 간염 고위험군에 속하는 의사들 중 50퍼센트 이상이 B형 간염 백신 접종을 거부한 것으로 밝혀졌다.

미국 의학 전문지 JAMA(1990년 11월 21일 자)는 학령기 아동 중 95퍼센트 이상이 홍역 백신을 접종받았지만 접종받은 학생들 중에서 꾸준히 홍역에 감염되고 있다는 사실을 공개했다.

FDA(미국식품의약국)는 1990년 7월부터 1993년 11월까지 사이에 54,072건의 백신 부작용 사례를 확인했다. 그러나 이 숫자는 부작용 접수를 거부하는 주류 의사들에 의해 10퍼센트만이 보고된 것이어서 실제로는 50만 건 이상의 부작용 사례가 있었음을 FDA는 인정했다.

1994년 뉴잉글랜드 의학 저널에 발표된 자료에 의하면 백일해에 감염되는 5세 이하의 어린이 80퍼센트는 예방 접종을 받은 어린이라는 사실을 공개했다.

2000년 11월 2일, 세인트루이스에서 열린 미국의사협회(AAPS) 총회에서는 유아에게 더 이상 백신 접종을 시행하지 않을 것을 만장일치로 결의했다.

2000년 12월부터 미국에서는 만 2개월이 된 유아에게 의무적으로 B형 간염백신을 접종하도록 하는 법규가 시행됐다. 그 후 B형 간염 백신을 접종받은 유아 중 36,000명에게서 부작용이 보고됐고, 그중 440명이 죽음으로 이어졌다. 질병관리센터(CDC)는 B형 간염 백신이 다른 백신에 비해 10배 이상 부작용의 위험성이 크다는 사실을 인정했다.

(2021년 9월 11일 페이스북, 『병원에 가지 말아야 할 81가지 이유』에서 부분 발췌하였습니다.)

코로나 마스크와 비염치료

비염 치료를 할 때 부비동의 배출구멍인 비갑개가 비좁아서 방열은 안되고 결로현상만 일어나 축농증, 비염 등으로 수 많은 사람들이 환절기에 엄청 고생을 한다.

이비인후과에 백날 가봤자 코뼈가 비뚤어졌다며 칙칙 뿌리고 그만이다. 긴 침으로 부어있는 비갑개로 쑤셔서 혈전을 몇 덩어리쯤 빼내면 비로소 방열이 되어 깨끗한 공기를 들이마셔 살아난다.

예를들면, 자동차의 그릴 안쪽 라디에이터는 공냉식 엔진의 방열기인데 그릴을 천으로 가리면 엔진이 과열될 때 방열을 못해줘서 냉각수가 라디에이터를 순환하며 엔진을 식혀주지 못하고 엔진이 찜빠가 나버리고 폐차를 해야 한다. 인체의 코가 자동차의 그릴이고 코뼈 안쪽 부비동이 범퍼와 라디에이터 기능을 하는데 눈과 뇌의 방열과 충격의 완충을 돕는다.

코를 마스크로 가리면 방열을 못해줘서 체열로 올라간 뇌와 안구에 부비동이 방열을 못해주기 때문에 눈과 뇌는 과열이 되어 스트레스를 받고 기능 손상으로 이어진다.

마스크 세균과 입속 세균이 코로 유입되어 안구와 부비동을 감염시키고 안구 내염과 축농증, 비염 등 부비동 염증을 일으킨다. 결국 부비동이 염증으로 막혀서 방열을 상실하고 막힌 부비동은 진동 충격파 파장을 그대로 안구와 뇌에 전달시켜 충격으로 부터 완충을 못한다.

이처럼 지구촌 인류를 속이고 있는 것이 비염만이 아니다. 암 정복을 향한 현대 의학의 잘못된 방향도 마찬가지다. 암 치료제의 시장은 무한대라고 할 정도로 주류 의사들에게 거대한 부를 안겨주고 있다. 그러나 지금까지 암 치료제는 수없이 개발돼왔지만 모두 치명적인 부작용만 남기고 역사 속으로 사라졌다. 물론 사라지기 직전까지 주류 의사들은 환자의 생명과 바꾼 거대한 부를 움켜쥐고…. 그리고 또 이전에 사라졌던 항암제가 이름을 바꾼 채 새로운 암 치료제로 계속해서 나타나고 있다.

자궁경부암(흔히 자궁암 또는 성기사마귀라고 한다)을 유발하는 것으로 알려진 인간유두종 바이러스(HPV)*는 사마

귀 바이러스로 섹스를 통해서 전염되는 성병의 일종이라고 한다. 그러나 이 바이러스가 체내에 침입했다고 해도 대부분 그냥 지나치고 자궁경부암을 일으키는 경우는 1퍼센트에도 미치지 않는다. 이렇게 발병률이 1퍼센트에도 미치지 않는다는 것은 의학적으로 질병의 원인이 아니라는 말이다. 약물 등 합성 화학 물질로 면역 체계가 약해진 극소수의 경우에만 사마귀가 변종을 일으켜 암으로 발전한다.

얼굴, 목, 손발 등에 나타나는 사마귀도 이 바이러스에 의해 생기지만 인간에게 아무런 해를 주지 않고 저절로 사라진다. 게다가 자궁경부암은 드문 질병이어서 현재 미국의 경우 유방암과 전립선암이 각 20만 명을 넘어서지만 자궁경부암 환자는 1만 명도 되지 않는다. 그것도 대부분 질 세척제와 콘돔, 생리대(특히 탐폰) 등이 원인으로 밝혀지고 있다.

---

* 인간유두종 바이러스는 120여 종에 이르지만 모든 바이러스가 자궁경부암을 일으키는 것은 아니고 HPV16, 18형만이 암을 일으킨다. 그리고 일반적으로 이 두 가지 바이러스에 감염된 경우에 암 발병률이 1퍼센트라고 하지만 우리나라에서는 흔히 4퍼센트라고 한다. 반면 1985년에 A 스트렐라우 등에 의해 이 바이러스가 폐암 환자에게서 발견됐다고 해서 폐암의 원인이라고 크게 주장되기도 했지만, 폐암 환자에게서 거의 발견되지 않는다는 것이 확인되자 자궁경부암의 원인이라고 돌리게 된다.

한 연구에 의하면 미국 여성에 비해 베트남 여성이 자궁경부암에 걸릴 위험은 5배나 높다고 한다. 그 이유는 베트남 전쟁 당시에 미군에 의해 살포된 강독성 물질인 다이옥신(고엽제에 함유된 부산물)에 노출되었기 때문으로 보인다.

자궁경부암 백신으로 '서바렉스'와 '가다실'이 현재 시판되고 있다. 그러나 가장 많이 팔리고 있는, 고가의 가다실은 이미 HPV가 인체에 들어와 있는 경우에는 아무런 효능이 없기 때문에 자궁 제거 수술을 해야 한다고 하며, 섹스를 시작하기 전에 예방 차원에서 이 백신을 접종받아야 한다고 한다. 그러나 미국에서 9~26세의 여성을 상대로 시판을 시작한 2006년 이후 백신 부작용으로 103명 이상이 사망하고, 전신마비와 뇌졸중, 심장 질환, 유산 등의 부작용 370여 건이 FDA(미국식품의약국)에 접수되어 있다.

그러나 중요한 사실은 HPV는 어떤 암도 일으키지 않고 자연적으로 사라지며, 오히려 백신의 부작용으로 질병을 일으킬 위험성이 44.6퍼센트나 높다는 사실을 FDA가 2003년에 보도자료로 공개했다. 반면 미국 질병관리센터(CDC)에는 7,802건의 부작용이 접수되어 조사 중이지만 그 와중에도 제약회사와 주류 의사들의 압력에 의해 11~12세의 남자 아이에게도 가다실을 접종할 것을 권고하고 있다. 우리나라에서도 2007년 9월에 가다실이 승인된 후 1년 만에 40여 건의 부작용이 식약청(KFDA)에 보고된 상태다.

스페인에서는 2009년에 전신마비 등의 치명적인 부작용이 확인되어 전량 회수되기도 했다. 2009년, 영국에서는 서바렉스를 투여받은 여학생이 급사하는 등의 부작용이 계속해서 보고되고 있고, 미국에서는 서바렉스를 승인하려다가 갑자기 취소하고, 후에 다시 승인했다. 그러나 현재 우리나라에서는 이러한 부작용들이 감춰진 채 주류 의사들에 의해 자궁암이 99퍼센트 예방된다며 60여만 원에 달하는 고가의 백신이 크게 선전되고 있다.(2021년 12월 5일)

(2021년 12월 5일 페이스북, 『병원에 가지 말아야 할 81가지 이유』에서 부분 발췌하였습니다.)

25년 수퍼, 문정부에게 항복

인근 동네 수퍼들은 최근 코로나 사태로 1~2년사이에 문을 다 닫았는데, 그러나 아파트 내 이 수퍼는 새벽 6시부터 밤 12시까지 문을 열었다. 아저씨는 부지런했고 아주머니는 검정고시로 작년에 고교를 졸업했다. 철옹성같던 이 수퍼가 코로나 광풍으로 휘청거리더니 마침내 불이 꺼지고 말았다.

태초에 인류는 바이러스와 함께 해왔다. 어릴 적 추울 때는 너나없이 시퍼런 코를 달고 산다. 감기 몸살이 나면 무리하지 말고 쉬라는 것이다. 그런데 어리석은 근대의료는 바이러스와 공존하지 않고 항생제 남용과 인공화공약독으로 없애려고만 하니 자꾸 변이를 거듭하여 바이러스도 독종이 되어간다. 짐승도 오른쪽만 자꾸 때리면 왼쪽으로 피하고 다시 왼쪽을 때리면 뒤로 피하기 마련이다. 바이러스도 살기위해 자꾸 변종을 한다.

코로나 이전에도 독감으로 한해 3~4천명은 사망했다. 백신은 접종할수록 면역력 상실과 후천성 면역결핍증만 유발한다는 영국 공중보건국/보건안전국의 '백신 감시 보고서'의 내용에서 보듯이 백신 접종을 많이한 나라에서 확진자가 급증하고 있다. 백신이 없던 작년 이맘 때 450명이던 일일 확진자가 백신을 국민의 80%가 수혜한 지금 그 숫자가 왜 5,000명이 되었는지?

가나는 어제까지 백신 접종률은 2.7%이며 지난 일주일간 확진자 '0', 코로나 사망자 '0' 이다. 10월 27일 기준, 접종률 1.5%인 탄자니아는 확진자 1367명, 코로나 사망자 50명이다. 접종률 70.3%인 한국은 확진자 356,305명, 코로나 사망자 2,797명이다. 그저께도 강원 화천군에 위치한 육군 모 부대에서 2차접종을 마친 장병들 58명중 57명이 집단감염 되었다고 나온다. 백신은 맞을수록 면역결핍증만 유발한다.

그리고 기회주의자 의사들의 백신접종 주사 1회에 지원금 19,220원이다. 입 처닫고 돈벌이에 정신없다. 미국 화이자 원가 1,139원인데 약소국에 3만4562원에 팔아 넘긴다. '앨버트 불라Albert Bourla' 화이자 CEO는 백신은 지속적으로 맞아야 하며 미접종자는 살인자라고 떠벌린다.

다국적 제약회사들과 그 하수인들이 자행하고 있는 극악무도한 코로나사기 백신학살전쟁으로 셀 수도 없는 국민들이 죽어나가고 중증환자가 대량으로 발생하고 있다. 나라가 이미 아비규환 지옥으로 변했는데도 정당, 정치인, 주류언론, 가짜전문가, 의사들이 모두 똥개가 되어 자국민 대량학살 반인륜범죄의 공범노릇을 하고 있다. 미국의 똥구녕을 핥고빠는 이 정부에서 집요할 정도로 백신 접종을 강요하고 있다.

백신은 맞으나 안 맞으나 감염률은 비슷하다

전염병 박멸이라는 환상은 백신으로 인한 예방 프로그램으로 나타났지만, 박멸된 전염병은 없고 오히려 백신 부작용만 계속해서 보고되고 있다. 한 예로 지구 상에서 사라졌다고 한 천연두를 이라크 전쟁 때 후세인이 생화학 무기로 사용할 것이라는 거짓 정보를 유포한 미국의 조지 W. 부시 대통령은 자국 군대와 국민들에게 30억 달러를 투입해 강제로 천연두 예방 접종을 실시했다. 그러나 예방 접종 이후 많은 부작용이 발생하며 사망자까지 생겨났다.

천연두 바이러스는 정치적으로는 공포를 조장하고, 경제적으로는 제약회사를 지원하기 위한 거짓이었다. 따라서 천연두는 발병하지 않았지만, 사망자가 발생한 것은 백신 부작용 때문이었다. 이때 대형 병원 종사자들, 미국노동총연맹 소속 노동자들, 미국 경찰, 미국 보건 관련 공무원들은 백신 접종을 거부했다. 결국 부시 대통령의 명령으로 천연두 백신을 접종받은 사람은 군인과 하위 계층 시민 등 10퍼센트뿐이었다.

그리고 2003년 10월, 뉴욕에서 백신 덕택에 이미 사라졌다고 믿고 있던 백일해가 다시 나타나 어린이 17명과 성인 2명의 환자가 발생했다. 이때 지역 보건 관계자이자 주류 의사인 조슈아 립스맨은 그 이유를 부모들이 백신 접종을 거부하는 무지 때문이라고 지적하며 백신접종의 안전성과 효용을 강조했다. 그 이전인 1989년부터 1991년 사이에 남미 전역, 미국, 캐나다 등 아메리카 대륙 전체를 홍역이 강타했다. 이때 현대 의학의 광신이 휘몰아치는 미국에서는 어느 나라보다도 희생자가 많이 발생했다. 다른 나라에서는 평균 1,000명 당 1명이 사망했지만 미국에서는 27,672명의 홍역 환자가 발생해 그중 89명이 사망했다. 331명당 한 명이 사망한 꼴이다.

그러나 사실 미국에서 백신 부작용의 보고는 크게 축소될 수밖에 없다. 그 이유는 보험회사가 조류 인플루엔자 백신의 부작용이 너무 큰 것을 알기 때문에 백신 부작용으로 인한 사망, 질병에 대해서는 보험 적용을 거부했기 때문이다. 그 때문에 FDA에 보고되는 백신 부작용 사례는 1퍼센트에 불과하고, CDC에 보고되는 비율은 10퍼센트에 불과하다. 중요한 사실은 미국에서 홍역에 걸린 사람들은 거의 대부분 홍역 예방 백신을 접종한 사람들이라는 것이다. 미국은 1970년대부터 홍역 백신을 강제로 주사하는 나라다.

독일의 소아과 의사인 마르틴 히르테는 "오로지 질병 예방만을 승리의 상징으로 높이 평가하는 것은 잘못이다. 예컨대 수두와 같은 질병은 거의 어린이에게 영향을 미치지 않고 가볍게 지나가는 병이지만 그 병은 어린이의 면역 체계를 강화시켜 훗날 암과 같은 치명적인 질병을 막아준다."고 강조한다. 어려서 백신을 통해 가벼운 질병인 수두에 대해 면역 체계를 만들지 못하고 후에 성인이 되어 수두에 걸리게되면 자연적인 항체를 만들어내지 못해 결국 생명까지 잃게 되는 치명적인 질병이 될 수 있다. 무지와 탐욕에 젖은 주류 의사들이 '해롭지 않은 소아병'을 과장해 공포를 조성한 결과 결국 '치명적인 질병'으로 만들어가고 있는 것이다.

소아과 의사인 로버트 멘델존과 리차드 모스코비치, 슐츠 등은 "백신은 의학적으로 전혀 확인되지 않은, 단지 현대 의학이라는 종교에서 교주인 의사들이 행하는 의례 행위일 뿐이며 공익의 미명하에 행하는 백신 판매 행사일 뿐이다. 약을 포함한 백신은 과학이 아니고 의사들의 추측, 희망에 기인한 종교적 기구들이다. 건강을 지키려면 의사를 멀리하라."고 충고한다. 프랑스에서 전통 의학을 보급하는 데 앞장서고 있는 올리버 클레크는 "탐욕에 젖은 의사들이 현대 의학이라는 종교에 매달려 백신과 항생물질로 마술 쇼를 하는 동안 인류의 건강은 무너지고 있다."고 지적한다.

국민들이 살아있어야 각자가 하고 있는 생업, 경제활동도 가능하다는 것은 삼척동자도 알 수 있는 세상이다. 국민들이 살인백신으로 대량학살을 당하고 있는데 멍청한 위정자들을 보면 나라의 장래가 너무나 암담하다. 내 가족, 친지, 국민들이 다 죽고나서 땅을 치고 후회해도 아무 소용이 없다. 누구도 우리의 생명과 자유를 대신 지켜주지 않는다. 정신을 단단히 차리고 함께 저항해야 모두가 살아남을 수 있다.

(2021년 12월 8일 페이스북, 『병원에 가지 말아야 할 81가지 이유』에서 부분 발췌하였습니다.)

코로나보다 타미플루가 더 무섭다

아침 밥상을 놓고 아내가 가슴에 손을 얹고 오만상을 찌푸린다. 직업을 가진 아내는 2차접종까지 마쳤다. 그간 백신접종의 후유증으로 인한 통증에서 여러 사람들을 구했지만 내 식구라고 봐줄리 있겠는가. 사람마다 부위가 다르지만 주로 혈관이 막혀 평소에도 조이거나 통증이 있는 곳이나 차가운 부위에는 실험용 백신의 부작용인 혈전이 혈관을 더욱 수축시켜 사단이 일어난다.

주저할 것도 없이, 우선 흉추2번 심장으로 통하는 혈부터 열고 앞가슴 좌측 심장혈과 왼쪽 젖가슴 밑에 부항사혈을 했더니 아닌게 아니라 새까만 혈전이 겁나게 올라온다. 체격도 크고 건강한 아내인데 까딱했으면 홀애비가 될뻔 했다.

병원가서 혈전용해제라든지 응급처치를 하면 명이야 잇겠

지만 그로부터 비실비실 해질 것은 불을 보듯 뻔한 이치이다. 백신을 맞고도 아무런 이상이 없다고 하는 사람들이나 노인들은 이미 많은 혈액이 오염이 되어 반응이 없는 까닭이고, 피가 맑고 젊고 건강한 사람일 수록 부작용이 심하다.

사혈을 계속 반복을 하자 젖가슴 밑은 피부 살갗이 터져 커다란 수포가 생겨났다. 문제가 생겼던 것이다. 그제서야 안심은 된다만 그동안 의사의 노예로 살지않고 수 십년을 꾸준히 익혀온 의술로서 표정이 밝아진 아내를 보니 새삼 뿌듯하다.

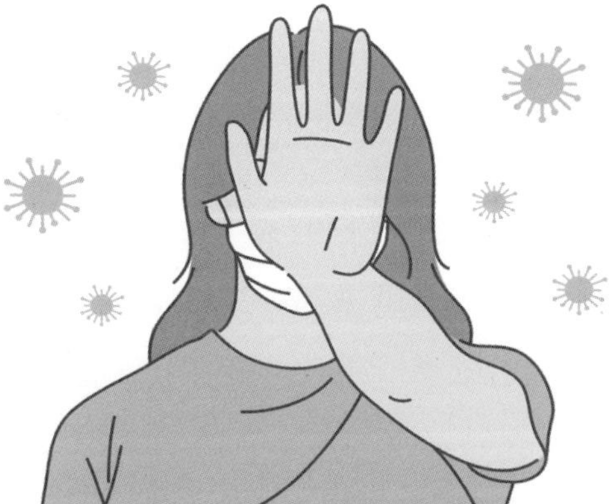

방역당국에서는 검증도 되지않은 실험용 백신을 그토록 강요를 하는지 도대체 알 수가 없다. 국민 대다수의 건강을 위해서라지만 오히려 백신은 맞으면 맞을수록 면역력 결핍만 일어난다. 태초에 인류는 바이러스와 함께 해왔다. 그런데 어리석은 인간들이 죽어라고 항생제나 인공화공약독으로 바이러스를 죽이려 드니 균도 살기위해 독종으로 변이가 되는 것이다. 그냥 함께하면 감기도 도움이 된다. 몸이 피곤하니 좀 쉬라는 것이다.

키우는 소나 닭들도 방목을 해야 건강한데 틀에 가두어 놓고 정해진 인공사료로만 먹이니 고기도 우유도 치킨도 아무리 먹어봤자 미안하지만 예전에 비하면 별 도움이 안된다. 그나저나 무수한 사람들이 실험용 백신 부작용으로 국민청원이 미어 터져도 밀어 부치기만 하는 위정자들 바람에 답답하기만 하다. 아무리 자주국가는 못되더라도 세상을 주물럭거리는 다국적제약사와 검은세력들의 손아귀에서 이렇게 속수무책으로 당할 수가 있나싶어 걱정이 태산이다.

우리는 그래도 약을 먹지 않고 대처를 했기 망정이지 독감보다 더 무서운 타미플루에 당했으면… 생각만해도 이찔하다.

2001년부터 전 세계를 휩쓸었던 돼지 인플루엔자는 미국을 중심으로 각국 정부가 공포 분위기를 만들어가며 '타미플루'를 초대형 히트 상품으로 만들어줬다. 당시 부정 선거 파문을 일으키고 백악관에 입성했지만, 정통성을 인정받지 못해 대중으로부터 신뢰를 받지 못하던 조지 W. 부시 미국 대통령은 9.11 테러를 이용해 공포를 조장하며 이라크 전쟁을 일으켜 위기를 돌파하려 했지만 이라크가 보유하고 있다는 대량 살상 무기가 허구라는 사실이 밝혀지면서 다시 위기에 몰렸다.

이때 한창 확산되고 있던, 몬산토로 대표되는 '유전자 조작 작물'의 위험성을 감추고 정권 안정을 꾀하기 위해 또다시 음모를 꾸민다. 이를 위해 부시는 2002년에 거대 백신 제조회사인 엘리 릴리사의 CEO 시드니 타우렐을 국토안보부 장관으로 임명하고, 역시 같은 회사의 이사인 미치 대니얼스를 예산관리국장으로 임명한다. 엘리 릴리사는 부시 대통령의 아버지인 조지 H. W. 부시 전 대통령이 대주주로 있는 회사다. 그후 2005년, 71억 달러의 긴급 자금과 타미플루 확보를 위한 10억 달러의 추가 자금을 요청하며 또 다른 공포를 조장한다.

이때부터 미국의 영향권 아래 있는 전 세계의 언론과 세계

보건기구(WHO)는 새로운 종류의 조류 인플루엔자 H5N1이 사람에게도 전염될 가능성이 있다고 대대적으로 보도하기 시작한다. 그리고 제약회사에게 '고의로 저지르는 경우'를 제외하고는 백신의 부작용으로 인한 어떠한 피해에 대해서도 민 · 형사상 책임을 면제해주는 특별법을 통과시킨다.

그 후 2007년 초에는 새롭게 돼지 인플루엔자가 발생하여 전 세계적으로 퍼지고 있다는 예전과 같은 보도가 몰아친다. 이번에는 세계보건기구와 미국의 부시 행정부가 합세해 "2년 내에 전 세계 인구의 3분의 1이 신종플루에 감염될 것"이라며 전염병이 퍼지는 정도에서 최고 등급인 '대유행'을 선언한다. 물론 이 대유행은 공포를 과장하기 위해 그냥 해본 소리였다. 역시 이때에도 이전의 조류 인플루엔자에 이어 타미플루가 유일한 치료제로 홍보되면서 길리어드 사이언스사의 주가는 연일 폭등한다. 타미플루 생산자인 로슈가 2009년 한 해 동안 벌어들인 순수입은 10억 달러에 달했다. 그러나 두 번에 걸친 대소동은 럼스펠드, 조지 슐츠, 타우렐 등을 중심으로 한 부시 정부와 제약회사, 그리고 돈에 매수된 주류 의사들과 주류 언론이 공동으로 저지른 음모였음이 밝혀진다.

사실 사스, 조류 인플루엔자, 돼지 인플루엔자 등은 모두 같은 바이러스로, A형 인플루엔자 바이러스에만 반응하는 타미플루에 대한 효능이 계속 문제 됐지만 이는 철저히 묵살된다. 2010년 1월 유럽평의회 보건 의장인 볼프강 보다르크는 일반 계절형 인플루엔자를 신종 플루로 변종시켜 공포를 만들어냈던 음모를 조사하기 위해 위원회를 소집했다. 그는 "신종플루 백신에는 동물의 암세포와 발암 물질, 중금속 등이 들어 있고, 접종하면 알레르기 등 부작용이 일어날 수 있다. 인플루엔자보다 백신이 더 위험하다."고 조사 이유를 밝혔다. 이 시기에 백신으로 전 세계에서 12,799명이 사망한 것으로 집계됐다.

결국 타미플루의 부작용으로 전 세계에서 수백만 명이 고통을 겪었고, 수만 명이 사망한 것으로 추산됐다. 계속해서 임신부의 유산도 보고됐다. 2010년 1월, 우리나라 보건복지부는 한 20대 임신부가 신종플루 백신을 접종받은 후 5일 후에 태아가 사산되었다고 밝혔다. 2009년 9월에는 캐나다의 원주민 마을인 오사트에서 백신을 접종받은 사람들이 집단으로 입원하고, 마을 전체에 질병이 퍼지는 사건이 발생했다. 이런 상황에서 캐나다, 영국, 아일랜드, 일본, 미국 등에서 실시한 여론 조사에 의하면 조류 인플루엔자보다 타미플

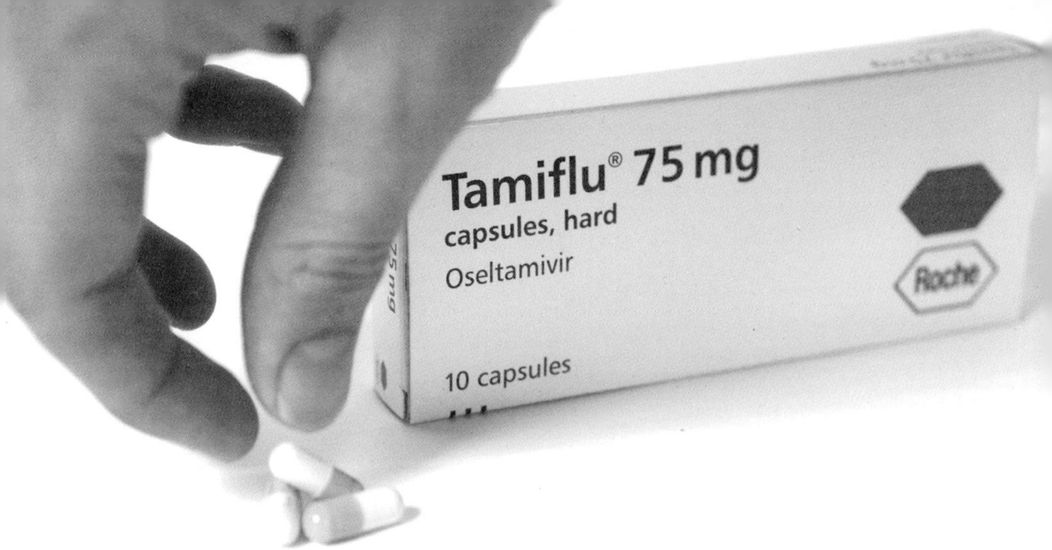

루가 더 위험하다는 경고가 널리 퍼졌지만 주류 의사와 주류 언론을 중심으로 한 공포 조장은 계속됐다.

일본에서는 2007년까지 타미플루를 복용하고 54명이 사망했는데 그중에 16명이 어린이였다. 일부는 옥상에서 투신 자살하고, 일부는 달리는 자동차에 뛰어들기도 했다. 미성숙한 어린이의 신경 조직에 영향을 주었기 때문이다. 이 같은 보고들이 이어지자 제약회사에서는 어린이에게 처방하지 말 것을 경고했지만 광기에 젖은 우리나라의 주류 의사들은 연일 인플루엔자 공포를 조장하며 전국의 유치원, 초등학교, 중학교, 고등학교 학생들에게 강제로 타미플루를 투여했다. 보건소에서는 노인들에게 세금으로 로슈사에서 사들인 타미플루를 무료로 접종했다.

30년 전인 1976년에도 부다 인플루엔자(돼지 인플루엔자에서 유래한 전염성이 강한 인플루엔자, H1N1) 대유행 당시 인플루엔자 백신을 접종받은 사람들 중 565명에게서 길랭바레증후군*이 보고됐고, 30명이 백신 접종후 몇 시간 내에 사망하기도 했다.

그런 중에도 1997년, 세계보건기구는 1억 마리의 새가 H1N1의 변종인 H5N1 바이러스가 원인인 조류 인플루엔자로 죽었다고 발표하고, H5N1 바이러스에 감염된 사람이 처음으로 보고되었고, 18명이 감염자 중 6명이 사망했다고 야단을 떨었다. 그 후 2003년에도 H5N1에 감염되어 1명이 사망했다고 발표한다. 그러나 미국에서만 매년 36,000명이 인플루엔자로 사망한다. "조류 인플루엔자로 5천 명에서 200만 명이 사망할 수 있다", "전 세계적인 유행병이 되어 1억 5천만명이 사망할 수도 있다"는 내용으로 연일 이어지는 언론 보도는 공포를 키우기 위한 계획된 전략이었다. 그러나

---

* 급성감염성다발신경염 또는 특발성다발신경근염이라고도 한다. 프랑스의 신경과의사 G. 길랭과 신경학자 바레가 처음으로 제기한 질병이다. 흔히 백신 접종 후에 나타나며 호흡곤란, 양팔 등 운동신경과 감각신경을 모두 마비시키는 신경병으로 사망으로 이어지기도 한다. 특히 4~9세 사이 어린이에게 많이 발생한다.

그들은 FDA에 보고된 1,800명 이상의 타미플루를 복용한 어린이들이 정신착란 등의 부작용이 일어났다는 사실과 일본에서 5명의 청소년이 죽었다는 사실은 숨겼다.

독일, 프랑스, 벨기에, 영국 등 유럽은 오래전부터 백신의 부작용을 인식하고 거부 반응이 강한 지역이다. 영국의 경우에는 돼지 인플루엔자 사태 중에 1천 7백만 명분의 백신을 준비했지만, 4백만 명만 백신접종을 받고 나머지 1천 3백만 명분의 백신은 보건복지부로 반환됐다. 결국 이 백신으로 인해 영국 정부는 수십억 파운드의 재정 손실을 입었다. 2009년 8월, 영국 의학 저널에 발표된 보고에 의하면 의사와 간호사들도 타미플루 접종에 대해 50퍼센트 이상이 반대 의사를 표명했다고 한다.

인플루엔자 예방 접종은 효과가 거의 없는 것으로 알려져 있다. 일본 마에바시 시 연구팀이 1984년에 실시한 연구 결과를 보면, 인플루엔자가 유행하던 때에 인플루엔자 예방 접종을 하지 않은 지역의 아동 결석률은 42.8퍼센트였지만 예방 접종을 한 지역의 아동 결석률은 51.9퍼센트였다.

게다가 타미플루 파동에서 더욱 충격적인 사실은 신종플

루 백신을 생산하면서 미국 질병관리센터(CDC)에서는 "주사한 자리가 붉어지고 부어오르는 등의 경미한 부작용 이외에는 백신에 사용된 저용량의 티메로살이 인체에 해가 된다는 과학적 증거는 없다"며 사용이 금지된 티메로살의 첨가를 FDA 권장량의 250배까지 허용했다는 사실이다. 티메로살은 수은으로 만드는 백신 방부제다. 수은의 해악성이 알려지면서 여론에 의해 사용이 금지된 후 창고에 쌓여있던 제약회사의 재고품을 덜어주기 위한 조치였다. 물론 당시 생산한 백신의 대부분은 다른 나라에 수출하기 위한 것이었다. 우리나라에서 어린이들에게 강제 투여했던 타미플루도 미국에서 수입한 것이었다.

제약회사와 주류 의사들은 시민의 건강보다 이윤에만 관심이 있다. 백신을 옹호하는 의사들이 근거로 삼는 과학적 논거는 단지 백신을 접종한 결과 항체가 만들어질 것이라는 가설이다. 그러나 항체의 생성 여부, 항체의 기능, 항체의 존속 기간 등에 대해서는 과학적 연구가 한 번도 이뤄진 적이 없다.

1995년 영국의 의학 전문지 「랜」에 발표된 영국보건연구소(PHL)의 연구에 의하면 20~29세의 환자 중 25퍼센트가 어려서 디프테리아 백신을 접종했음에도 항체가 충분하지 않거나 발견되지 않았다고 한다. 그리고 50~59세의 노인에게서는 50퍼센트가 항체가 부족하거나 없었다고 한다. 시카고에서도 디프테리아가 유행했을 때 16명의 사망자 중 9명이, 질병자 23명 중 14명이 이미 백신을 접종한 사람이었다. 면역 기능을 발휘하는 온전한 항체는 염증과 열을 동반하는 질병을 앓은 후에만 형성되는 것이어서 인체를 속여 접종한 바이러스에 대해 백신은 온전한 염증을 일으키지 않기 때문에 항체를 형성해내지 못한다.

(2022년 1월 11일 페이스북, 『병원에 가지 말아야 할 81가지 이유』에서 부분 발췌하였습니다.)

세상에 믿을 백신, 하나도 없다

1796년에 영국의 에드워드 제너는 목장에서 일하는 사람들은 천연두에 걸리지 않는다는 보고서를 발표함으로써 예방 접종 시대를 열게 됐다. 그 후 세계보건기구(WHO)는 1967년부터 세계 사람들에게 의무적으로 천연두 예방 접종을 실시한 결과, 마침내 1980년 5월 8일, 지구 상에서 천연두가 사라졌음을 공표했다. 또 2000년 10월, 소아마비도 지구 상에서 사라졌음을 공식 선언했다.

그러나 사실 전 세계 대부분의 나라가 WHO의 발표와는 달리 오래전부터 천연두와 소아마비의 의무 접종을 중단했는데 그 이유는 백신이 면역 효과가 없을 뿐만 아니라 백신 자체로 인해 더 심각한 질병과 부작용이 일어났기 때문이다. 영국에서는 1853년에 천연두 의무 접종을 시행했지만 1907년에 중단했다. 예방 접종을 시행하기 전 1851~1852년 사이에 천연두로 2,000명이 사망했지만, 예방 접종 시행 후인 1857~1859년에는 14,244명이 천연두로 사망했다. 미국은 1902년에 의무 접종을 시작했지만 1971년에 금지했다. 1917년 미국은 과잉 생산했던 천연두 백신을 미국령이던 필리핀에서 2,500만 명에게 강제 접종했다. 그 결과 163,000여 명에게서 부작용이 일어나 75,339명이 사망했다. 오스트레일리아는 1925년에, 네덜란드는 1928년에 금지했다.

미국에서 홍역은 백신이 개발된 1957년보다 20년 전인 1930년대에 95퍼센트나 급락했다. 반면 홍역 백신이 전 국민에게 강제적으로 접종된 1989년에는 전년도에 비해 두 배나 늘어난 14,000건의 홍역발병자가 보고됐고, 1990년에는 역시 전년도에 비해 두 배나 늘어난 28,000건이 보고됐다. 감염자는 대부분 백신을 접종한 어린이들이었다. 이때 사망한 어린이는 89명이었는데 대부분 영양 상태가 나쁘고, 치료를 제대로 받지 못한 빈곤층이었다. 이후 1992년 이후에는 다시 줄어들었다. 홍역은 한 번 앓고 나면 다시는 감염되지 않는 영구 면역성 질병이다. 과거에 홍역은 대부분 어린이들에게 나타났지만 최근에는 바이러스가 악성으로 변이돼 아동보다 오히려 성인에게서 자주 나타나며, 아동도 성인도 예방해주지 못한다.

소아마비 바이러스는 주로 생후 6개월에서 4세까지 우리의 장내에 서식하면서 거의 질병을 일으키지 않고 사라지며, 이후에는 영원히 면역력을 갖게 된다. 그러나 면역 체계가 약해진 극히 일부에서는 소아마비 바이러스가 혈류를 따라 신경계로 이동하면 마비를 일으킬 수도 있다. 한 연구에 의하면 소아마비 바이러스에 감염된 사람 중 95퍼센트는 아무런 증상 없이 그냥 지나가며, 5퍼센트에게서만 마비 증상이 아닌 인후염, 두통, 발열 등 감기와 동일한 증상을 일으킨다고 한다. 솔크는 혈류 속에 죽은 바이러스를 투입하여 항체를 생성하도록 하고 이 항체가 바이러스의 이동을 차단시키는 원리를 이용해 백신을 개발했다. 그 후 1960년대에 살아 있는 백신 바이러스를 접종해 이웃에게도 바이러스를 전파해주어 집단면역을 이룰 수 있다는 가설에 의해 앨버트 B. 사빈에 의해 생백신이 만들어졌다.

사실 소아마비가 많이 줄어든 가장 중요한 원인은 식수 시설이 개선된 점과 영양 상태가 좋아졌다는 점, 그리고 현대의학이 소아마비를 뇌수막염 등과 같이 다른 질병으로 세분화시켰기 때문이다. 소아마비 바이러스는 수인성 바이러스다. 식수가 개선되면서 소아마비 바이러스는 크게 줄어들었다. 게다가 초기에 제너가 백신으로부터 면역력을 얻었다는 주장에는 기본적인 과학적 검증 절차가 없었다는 것*과 제너의 예방 접종 대상자 중 많은 사람이 사망했다는 것에 대해서는 철저히 숨겨졌다. 2009년 발표된 로렌스 윌슨의 연구에 의하면, 1900년 이후 백신이 도입되기 전에 이미 홍역, 성홍열, 폐결핵, 장티푸스, 백일해, 디프테리아, 소아마비 등 전염성 질병들이 이미 감소 추세에 들어간 상태로, 백신에 의해 줄어든 비율은 단 3.5퍼센트밖에 되지 않는다고 한다.

(2022년 3월 23일 페이스북. 『병원에 가지 말아야 할 81가지 이유』에서 부분 발췌하였습니다.)

* 제너의 실험은 제임스 핍스 한 사람에게 실시됐고 이 실험에서 효과가 나타나자 백신 이론이 만들어졌다. 후에 핍스는 20세에, 역시 백신 접종을 받은 제너의 아들은 21세에 사망한다.

제약회사의 백신사랑

조용한 휴일 아침, 엄청난 소음을 일으키는 1960년대 소독차량의 굉음과 마구 뿌려대는 소독약에 대해서 평소 하고 싶었던 얘기를 좀 해야겠다. 벌써 잠자던 아기가 깨어울고 치매에 시달리는 노모는 놀라서 왔다갔다 안절부절이다.

원하지도 않는 소독과 방역과 호시탐탐 강제접종을 노리는 실험용 물뽕백신에, 돈독에 찌든 의사들에, 다국적제약사와 유대자본 하수인 질병청에, 실시간 나불거리는 KBS 자막방송에, 백신을 보약으로 아는 먹물들 바람에 날이 갈수록 숨이 막힌다.

당신들이 그렇게도 사랑하는 백신이 자폐증과 알레르기를 유발한다는 사실을 알기는 하는가? 콜레라, 소아마비, 홍역, 수두 등의 질병들은 예방 백신이 없던 시절에도 어려서는 어머니가 자녀에게 항체를 전달해주고, 자라서는 자연스럽게 바이러스와 싸우면서 강해진 자기 면역 체계로 인해 대부분 경미하게 지나갔지만, 백신의 등장은 자연적인 면역을 줄이면서 면역 체계에 구멍을 내고 있다.

또한 대부분의 예방 백신에는 수은과 알루미늄이 들어 있는데, 수은은 신경세포를 파괴하기 때문에 자폐증, 학습장애 등의 원인으로 규명되고 있어 문제로 지적되고 있다. 알루미늄은 알츠하이머병, 뇌 손상, 마비 증상, 알레르기 등을 유발하는 것으로 알려져 있다. 알루미늄은 땀샘을 막기 때문에 땀 흘리는 것을 막아주는 기능을 하는 화장품이나 땀 냄새 제거제에도 다량 함유돼 있다.

백신에는 바이러스를 죽이거나 약하게 하기 위해 독성이 강한 수은을 주성분으로 하는 티메로살과 백신의 보존 기간을 늘리기 위해 포름알데히드를 주성분으로 하는 포르말린, 그리고 항체 생성을 강화시켜주는 기능을 하는 황산알루미늄 등이 보조제로 첨가된다. 그 외에도 색을 유지하기 위한 페놀, 동결 방지를 위한 에틸렌글리콜, 다른 세균을 죽이기 위한 염화벤제토늄, 보존제 기능을 하는 메틸파라벤 등도 첨가된다. 이러한 첨가제들은 대부분 석유에서 추출한 성분으로 만드는 합성 화학 물질 또는 중금속이다. 특히 포르말린과 페놀은 1급 발암 물질이다.

아직 면역 체계가 형성되지 않은 신생아 때 접종하는 간염 백신에는 일일허용치의 125배에 해당하는 수은이 들어 있고, 이후 3차례 추가로 접종하는 간염 백신에는 40배가 넘는 수은이 들어 있다. 결국 생후 2개월부터 18개월까지 간염 백신 4차례와 DPT(디프테리아, 백일해, 파상풍 혼합 백신)를 접종하게 되면 허용치의 1,400배에 달하는 수은이 아기 몸에 투여된다. 게다가 서로 다른 종류의 중금속과 화학 물질이 혼합될 때 상승 작용을 일으켜 그 위험은 더욱 커진다. 이 같은 혼합 백신에 대한 안전성 검사는 지금까지 단 한 번도 시행된 적이 없다.

소아마비 백신 개발자인 '조너스 솔크Jonas Edward Salk'는 1977년 9월, 의회에서 이렇게 증언했다. "1970년대 초 미국에서 발생한 소아마비의 대부분은 바이러스 때문이 아니라 백신의 부작용이 원인이다." '앨버트 사빈Albert Sabin' 역시 1985년 12월에 다음과 같은 내용을 발표했다. "공식적인 통계를 보면 미국에서 실시한 대량 예방 접종은 질병 감소나 면역 증강에 전혀 도움을 주지 못했다. 예방 접종 계획은 완벽하게 실패했다." 결국 백신을 개발했던 제너, 파스퇴르, 솔크, 사빈 등은 결국에는 모두 자신들의 업적을 솔직하게 부인했다. 그러나 그때는 이미 그들은 부를 충분히 쌓은 후였다.

2004년 10월, 미국의 소아과 의사인 F. 에드워드 야즈벡의 연구 결과에 의하면 "덴마크에서 MMR 예방 주사가 도입되기 전인 1987년에는 10만 명당 8.38명에 그치던 자폐증 환자가 MMR 예방 주사가 도입된 후인 2000년에는 77.43명으로 급증했다. 또한 미국에서도 6~21살의 연령대에서 자폐증 환자가 1993년에는 1만 2,222명 발생했지만, 2003년에는 14만 920명으로 증가했다."고 지적한다. 수은은 치명적인 중금속으로 신경 조직과 운동 조직을 파괴하는 것으로 밝혀졌다. 이 연구 결과를 미국 질병통제센터(CDC)도 인정했지만 발표 내용에는 제약회사의 압력에 의해 오히려 "수은 제거가 원인이 되어 자폐증이 증가했다."고 반대 내용으로 바뀌었음이 후에 드러났다.

2004년, 「뉴욕타임스」에 의하면 "MMR 백신이 도입되던 1987년에서 1998년 사이에 자폐증 환자는 3배로 증가했고, 1998년에서 2002년 사이에는 또 2배로 증가했다."고

한다. 이러한 자폐증은 수은을 주원료로 하는 티메로살이 원인이라는 사실이 지금까지 계속 지적되어왔으나 제약회사와 주류 의사들은 이를 철저히 부인하며, 유전자 등 개인적 원인에 기인한다고 주장해왔다. 그러면서 "자폐증 환자가 늘어나는 이유는 진단 기술이 발달했기 때문이라며 이전에는 정신박약, 정신분열증으로 진단받을 환자도 이제는 자폐증으로 진단하게 되었다."는 진부한 변명을 한다.

그러면서 "자폐증은 태어나기 전에 이미 모태에서 결정되고, 출생 이후에는 거의 발생하지 않는 병이다."고 거짓 해명한다. 그러나 결국 2008년 1월, 영국 정부는 미국 법원의 결정에 의해 지금까지 철저히 은폐해왔던 백신과 자폐증과의 자료를 공개했다. 공개된 여러 개의 자료는 수은이 자폐증의 주요 원인임을 확증하는 과학적 연구들이었다. 한편 자폐증이 늘어나는 만큼 정신박약이나 정신분열증이 줄어드는 게 아니라 이들 질병도 역시 늘고 있는 점을 고려하면 자폐증은 진단기술이 발달하여 늘어나는 것이 아니라 백신의 부작용으로 발병하는 것이 자명하다.

미국은 백신의 보급률에 정비례해서 자폐증 환자가 급증하자 자폐증 발병률을 줄이려는 의도 아래 1980년 이후 5

번에 걸쳐 자폐증 환자의 기준을 수정해 그 범주를 좁혀왔다. 예컨대 약한 증상의 자폐증은 '비전형 전반적 발달장애(PDD-NOS)'라는 병명으로, 대인 소통능력이 부족한 환자는 '아스퍼거증후군'으로 분류해 자폐증에서 제외했다. '이런 축소 과정을 거쳤어도 현재 자폐증은 현대 의학이라는 신흥 종교가 널리 퍼져 있는 미국, 캐나다, 영국, 일본, 우리나라 등에서는 계속 급증하고 있다.

미국이 2001년 티메로살의 자국 내 사용을 금지하자 자폐증 환자수는 급감하기 시작했다. 2003년에는 2002년도에 비해 37퍼센트 줄었고, 2004년에는 2003년도에 비해 54퍼센트 줄었다. 현대의학의 허구에서 벗어난 결과다. 그러나 수은은 백신뿐만 아니라 건전지, 형광등, 온도계, 살충제, 페인트, 화장품, 의약품, 건축자재, 공장의 배출 매연 등에 광범위하게 들어 있다. 이렇게 쉽게 접할 수 있는 수은은 강독성 물질로 적은 양으로도 면역 체계와 중추신경계, 콩팥, 간의 기능을 약화시킬 수 있다. 이같이 극히 위험한 수은을 인체의 면역 체계를 거치지 않고 직접 혈류로 보내는 주사제는 더욱 위험하다.

보조제는 백신을 한곳에 모아 림프절과 비장으로 공급해주는 역할을 한다. 한때는 치명적인 질병인 파상풍 독소를 백신 보조제로 사용하기도 했다. 그러나 다양한 보조제들 사이에 상승 작용을 일으키는 부작용에 대해서는 아직 정확한 연구가 이뤄지지 않고 있다. 왜냐하면 주류 의사들은 약의 부작용을 밝히는 연구는 절대로 받아들이지 않기 때문이다. 거대 자금을 가지고 있는 제약회사로부터 미움을 받게 되면 모든 사회적 지위와 재정에 치명적인 위험을 받아야 하기 때문이다. 간혹 소수의 양심적인 비주류 의사들이 과학적인 연구결과를 용기 있게 발표하기도 하지만, 그들은 대부분 주류 의사들의 조직적인 활동으로 모든 지위를 잃고 사회에서 매장되곤 한다.

수백만 명의 건강을 질병으로부터 지켜준다는 미명 아래 한둘의 목숨이 사라지는 것쯤은 충분히 치를 수 있는 가벼운 대가라는 무서운 그림자가 오늘도 현대 의학을 덮고 있다. 그러나 약이 수백만 명의 건강을 지켜준다는 말은 주류 의사들의 희망사항일 뿐이고 일반인들이 주류 언론으로부터 세뇌당한 말일 뿐이다. 주류 의사들은 앤드루 웨이크필드 사건을 자주 인용한다. 그(웨이크필드)는 1998년 영국 의학 전문지 「랜싯」에 발표한 논문을 통해 "갈수록 늘고 있는 자폐증은 MMR 백신과 관련이 있다."고 주장했다. 그러나 후에 그 연구는 백신을 접종받은 후 수 시간 내에 자폐증에 걸린 12명의 부모로부터 소송 의뢰를 받은 법률회사에서 48만 5643파운드와 함께 아이들을 연구해달라는 의뢰를 받고 수행한 연구였음이 밝혀졌다. 결국 그는 2010년 2월 「랜싯」에서 논문을 삭제당하고, 그해 5월 의사 자격을 박탈당한다.

이 사건을 두고 주류 의사들은 "그가 주장하는 '백신과 자폐증 관련성'은 돈에 매수돼 논문을 조작했기 때문이며 결국 사기 행각이 밝혀져 의사 자격을 박탈당했다. 이제 백신의 안전성은 만천하에 드러났다."며 환호했다. 그러나 사실 웨이크필드가 의사 자격을 박탈당한 이유는 자폐증 아이들을 연구하는 과정에서 의료상 어린이에게 극히 위험한 대장내시경, 요추천자, 뇌조영술, 결장경 검사, MRI 촬영을 실시하는 등 과도한 의료 행위를 실시했기 때문이다. 결국 12명의 아이 중 1명에게 대장의 12곳에 상처를 내고 '다발성 장기 부전'을 일으켜 응급실로 이송시키는 의료 사고를 일으켰다." 그는 논문을 조작한 것이 아니었다. 다만 백신과 자폐증과의 관련성을 추적하는 연구 방법이 과도하고, 연구 방향이 잘못되어 내용이 부실했을 뿐이며, 또한 이 논문이 문제가 있다고 해서 백신이 안전하다는 것을 말해주는 것은 더욱 아니다.

백신의 또 다른 부작용인 알레르기 반응이란, 면역 체계가 전혀 해가 없는 이종 단백질인 항원과 접촉할 때 숙주인 인체에 해를 입힐 정도로 엉뚱한 과민 반응을 보이는 것을 말한다. 예컨대 꽃가루, 집 먼지나 특정 음식물을 해로운 병균으로 간주하여 지나친 방어 반응을 보인다. 전 세계에서 거의 20퍼센트가 앓고 있는 알레르기도 합성 화학 물질과 중금속에 의해 면역 체계가 무너졌기 때문이다. 특히 백신에 포함되어 있는 알루미늄이 알레르기 증상에 영향을 크게 미치는 것으로 알려져 있다.

미국에서는 1980년대에 600만 명에 달했던 천식 환자가 2005년에는 1,730만 명으로 치솟았다. 무절제한 항생제, 살균제, 백신 등으로 인해 면역력이 약해졌기 때문이다. 인간과 세균은 40억년을 함께 공존해오면서 서로에게 반드시 필요한 존재인데 무지한 주류 의사들이 무절제하게 항생제와 구충제 폭탄으로 제거한 것이 이유다. 회충, 요충 등도 인간과 공생하며 면역 체계를 강화시켜주면서 인간에게는 아무런 해를 미치지 않는다. 말라리아 기생충도 알려진 사실과는 달리 인간에게 거의 해를 미치지 않는다.

하워드 휴즈 의학연구소의 안자 젠슨에 의해, 말라리아 기생충이 만들어내는 PEMP1이라는 단백질은 염증이 생긴 혈관의 내벽을 보호해주는 역할을 한다는 사실이 밝혀졌다. 알레르기, 천식뿐만 아니라 암 등 모든 질환이 면역 체계가 무너졌기 때문에 발생한다. 백혈병에 관한 영국의 연구에 의하면, 어려서부터 어린이집을 다녔던 어린이들은 다니지 않은 어린이에 비해 백혈병 발병 비율이 훨씬 낮다는 결론을 내렸다. 함께 어울리면서 박테리아, 기생충 등에 감염돼 면역력이 증가됐기 때문이다.

우리나라 이혜란 한림대 의료원장이나 소아과 이소연 교수는 생후 1년 전에 항생제를 처방받은 어린이, 분유로 자란 어린이, 형제가 적은 가정의 어린이, 깨끗한 환경에서 자란 어린이, 대도시에서 자란 어린이, 제왕절개술로 태어난 어린이들은 그렇지 않은 어린이에 비해 아토피, 천식 등 알레르기뿐만 아니라 폐질환 등 만성 질환으로 고통받을 가능성이 훨씬 높다고 주장한다. 그 이유는 세균 등에 감염될 가능성이 적어 면역 체계가 약하기 때문이라고 한다. 따라서 질병으로부터 벗어나기 위한 가장 지혜로운 방법은 환경을 통해 면역 체계를 강화시키는 방법이다. 다시 말해 '적당히 불결한 것이 건강에는 가장 좋다.'는 것이다.

사실 인체 내에서 에너지를 생산하는 미토콘드리아도 세균이다. 미토콘드리아는 모든 세포에 존재하는 세균으로, 지방과 당으로부터 영양분을 넘겨받아 생명의 근원인 아데노신삼인산으로 변화시키는 천연 화학 공장이다. 대표적인 '세균과 인간과의 공존'이다. 그리고 세포분열과 세포자살도 통제한다. 세포가 분열한 후 약해진 이전 세포가 자살하지 않는 상태가 치명적인 암이다. 또한 항생제를 수시로 처방받아 몸속의 세균을 초토화시키는 사람은 종종 설사와 감염에 시달린다. 때문에 건강을 유지하려면 적당한 감염이 필요하다. 그래야만 면역 체계가 정상적으로 작동하기 때문이다.

한 유전자는 한 개의 단백질만 만들어내는데, 항체 유전자가 만드는 단백질이다. 따라서 인간의 유전자는 3만 가지 미만이기 때문에 항체도 3만 가지 미만이다. 그러나 유전자와 항체는 상호 간의 조화를 통해 수백만 가지의 병원체(항원)에 대응해 항체를 만들어낼 수 있다. 이것이 진화 과정을 통해 형성해온 면역 체계의 신비로움이다.

백신은 바이러스의 독성을 없애기 위해 동물 세포를 이용해 생산한다. 예컨대 소아마비 백신은 원숭이의 신장 세포를 이용하고, 홍역 백신은 닭의 배아 세포를, 풍진 백신은 토끼나 오리의 세포를, 황열은 생쥐나 닭의 배아 세포를 이용한다. 경우에 따라서는 사람의 세포를 이용하기도 한다. 그러나 조심스러운 것은 다른 동물 세포를 통해 배양하는 과정에서 다른 물질에 오염되어 '종의 장벽'이 깨질 가능성이 있다는 것이다. 즉 원숭이에만 존재하는 치명적인 바이러스인 SV-40 바이러스가 사람에게도 전염될 염려가 있다는 것이다.

실제로 1959년, 미 국립보건원(NIH)의 연구원인 버니스 에디는 소아마비 백신이 암을 유발할 수 있는 물질에 오염되었음을 발견하고 사용중단을 촉구했다. 그러나 이때는 이미 미국에서만 이 동물 바이러스가 포함된 백신이 100만 명 이상에게 접종된 상태였다. 이어 1960년 머크 연구소는 이 오염 물질이 원숭이 신장에 감염돼 있는 '시미안 바이러스'임을 확인했다. 이 바이러스는 실험용 동물에게 암세포를 발생시키는 데 사용하고 있는 바이러스다. 이렇게 배양된 백신은 결핵 백신, 홍역 · 볼거리·풍진(MMR) 백신, 경구용 소아마비 백신, 수두 백신 등생균 백신과 소아마비 백신, 디프테리아 · 백일해 파상풍 백신(DPT), B형 간염 백신, 뇌수막염 백신 등의 사균 백신에 모두 들어 있다.

그러나 이 경우에 위험한 것은 생균 백신을 접종받는 아동은 아직 면역 체계가 완성되지 않은 상태여서 오히려 감염의 위험이 있고, 사균 백신은 치명적인 발암 물질인 방사선 또는 화학 물질, 중금속으로 독성을 없애거나 약화시킨 것이어서 그 발암 물질이 인체에 축적될 수 있다는 것이다. 게다가 종의 벽을 뛰어넘는 미생물은 극히 치명적이어서 주로 생물학전에 사용되고 있다. 이런 위험한 사실을 주류 의사들은 알고 있기 때문에 자신과 그의 가족들에게는 대부분 항암 치료를 거부하는 것과 마찬가지로 백신 접종을 거부한다고 한다. 어린이들에게 면역 체계를 강화시켜주면서 약간의 고통만 안겨주고 쉽게 사라지는 수두나 인플루엔자에 대해서도 효능이 확인되지 않고 오히려 치명적인 부작용을 불러올 위험이 있는 백신 접종은 중단돼야 한다.

(2022년 7월 2일 페이스북, 『병원에 가지 말아야 할 81가지 이유』에서 부분 발췌하였습니다.)

병원의 노예생활

얼마전 나에게 치료를 받고 씻은 듯이 나은 최국장에게서 울먹이는 전화가 왔다. 그저께 아버지가 뇌졸중으로 쓰러져 창원종합병원에서 인사불성으로 누워만 있는데 무슨 방도가 없겠느냐며 흐느낀다. 그럴 때마다 예방교육의 아쉬움에 한이 맺힌다.

평소 고혈압으로 약을 먹는데도 소화 장기능 장애로 뇌압이 차면 혈관이 부풀어 오른다. 사람은 똥독과 오줌독으로 질병이 오는데 주로 대장의 찌꺼기와 가스가 머리까지 차서 마침내 터지거나 막힌다. 대개 쓰러지면 병원에 싣고 가기에 바쁜데 집집마다 사혈침은 준비를 해서 정수리나 옆머리 뒷골 손발끝을 찔러서 피부에 근접한 모세혈관만 열어 주어도, 반신불수나 뇌사상태를 면하고 치유에 이를 수 있다. 쉬운 것을 굳이 현학적 꼼수로 돈 버는데 비상한 재주를 가진 배운 도적들이 저기 국회에만 있는 것이 아니다.

또, 학교에서는 이토록 중요한 사람 살리는 예방교육은 절대로 가르치지 않기에 병원 가는 시간과 병원 가서 사진 찍는다고 호들갑을 떠는 바람에 2차, 3차 파열은 계속되고, 얼마 후 인사불성 불구가 되어 논 팔고 밭 팔아서 의사의 지휘 아래 병원에서 개집 짓고 노예생활을 하게 된다.

어디 아프지도 않고 멀쩡한 사람이 괜히 병원에 가서 정밀 건강검진을 받고 병명(病名)을 찾으려고 애쓰는 말라. 물론 지식이나 상식은 알아야 힘이다. 그러나, 병명은 "모르는 것이 약이다"는 말이 딱 들어맞는다. 병명을 알려고도 밝혀내려고 노력하지 않는 것이 진짜 '약'이다.

설령, 어디가 아파서 통증이 오더라도 겁먹지 말라. 통증 신호는 치유의 과정이며 자연스러운 면역반응이다. 아파야 낫는 것이다. 통증이 없으면 치유도 없는 것이다. 오히려 통증이 없는 것이 더욱 무서운 것이다. 아파도 통증이 없다는 것은 어디가 신호체계가 마비되거나 망가진 것이 틀림없다. 통증을 없애려고 약물(신경괴사 독극물)을 투여하는데 이것은 오히려 자살 행위가 된다.

인간은 강력한 면역세포들이 존재하며 자가치유 능력이 있다. 그러므로 약물은 필요가 없다. 가급적 약물은 최대한 피해야 한다. 통증이란, 우리 인체 내에 퍼져 있는 온갖 면역세포들이 장렬하게 전투 중인 것이다. 암(염증, 종양, 세포변이 등)은 100% 누구나 있다. 그러나, 그것은 자연적인 현상이다. 유전자 변화과정이나 신호전달물질 등을 암이나 바이러스라고 부르는 것뿐이다.

전염병, 바이러스, 암 따위는 사기다. 거대 제약회사와 병원과 의사들은 국민들이 아파야만 돈을 버는 어쩔 수 없는 생태계를 가졌다. 어떻게든 병명을 줘야 그들은 돈을 벌 수가 있다. 병명(病名)을 받으면 항암제 투여나 온갖 화학약품 처방은 뻔한 것이다. 본격적인 진짜 환자로 만드는 과정이 된다. 특히, 몸에 칼질(수술)을 허락할 경우는 엄청난 손해를 감수해야할 것이다.

병원과 약물을 최대한 멀리하라!!

백신과 항암제는 독극물 그 자체이다. 오히려 질병의 씨앗이 된다. 사람들은 강력한 면역세포들이 있다는 것을 망각하고 있다. 병원은 응급실만 유효할 뿐이다.

‘대한민국 1호 여성 정형외과교수’로 불리는 김현정 시립병원장이 쓴 책(『의사는 수술 받지 않는다』)의 이야기와 인터뷰를 소개한다. 아래 글은 네이버 블로그에서 발췌하였다.

김현정 병원장은 대학 교수직을 그만두고 2005년 인생의 탐험을 떠났다. 인도의 고대의학인 아유르베다를 공부하면서 전인치료에 눈을 뜨기 시작한 그는 “보통 정신과에서 마음치료를 한다고 생각하지만, 실은 의료의 모든 분야에서 환자의 마음에 귀 기울이는 치료가 전제되어야 한다.”고 말했다.

‘세브란스가 배출한 최초의 여자 정형외과 전문의’, ‘대한민국 1호 여성 정형외과 대학교수’. 외과전문의 김현정(48)에게 붙는 수식어다. 강남 유명 병원에서 근무할 것 같은 김현정씨가 선택한 곳은 공공의료다. 그녀는 지난해 제5대 서울특별시립 동부병원장으로 취임했다. 김현정 병원장은 2012년 ‘의사는 수술받지 않는다’는 책을 출간해 의료계에 잔잔한 파문을 일으켰다.

의료의 기본은 환자 자신으로부터 출발한다고 믿는 김 병원장은 “무턱대고 병원만 찾기보다는, 현대 문명의 발달한 의학을 지혜롭게 사용하라는 의도에서 국민이 이 책을 가이드 삼았으면 좋겠다”고 밝혔다.

동대문구 용두동에 있는 동부병원에서 김현정 병원장을 만났다. 김현정 병원장은 정형외과 전문의로 연세대학교 의과대학을 졸업했고, 뉴욕 코넬대학교부속 특별수술병원에서 스포츠의학 펠로우를 거쳐 아주대학교에서 교수를 지냈으며, 화이자제약 및 존슨앤드존슨메디컬에서 근무한 바 있다.

책 제목이 '의사는 수술 받지 않는다'입니다. 그러면 의사들은 아프거나 큰 병에 걸렸을 때 어떻게 하나요?

"의사들은 의료 소비에서 일반인과 다른 선택을 보이는 경우가 잦습니다. 예컨대, 건강검진 받는 비율이 상대적으로 낮고, 인공관절이나 척추, 백내장, 스텐트, 임플란트 등 그 흔한 수술을 받는 비율이 현저히 떨어지거나 심지어 항암 치료도 잘 받지 않습니다. 마치 손님에게는 매일 진수성찬을 차려내는 일급요리사가 정작 자신은 풀만 먹고 산 달까요."

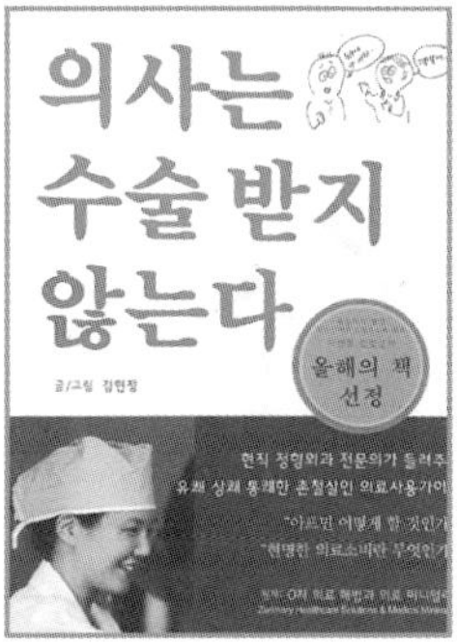

김현정 병원장은 최근 '공공의료는 왜 재미있나'를 출간했다. 앞서 제1권 '의사는 수술 받지 않는다'는 촌철살인 의료사용가이드, 제2권 '의사는 사라질 직업인가'는 의료계 미래리포트, 그리고 제3권 '의사가 여기 있다'는 진료실에서 만난 우리 이웃들 삶의 기술이었다면, 이번 번외편은 공공을 통해 삶의 비전을 찾는 이야기다.

왜 그런 거죠?

“첫 번째 이유는 ‘잘 알기’ 때문입니다. 현장에서 많은 투병과정과 죽음을 이미 지켜봤기 때문이죠. 의료란 양날의 칼과 같습니다. 나를 치유하게도 하지만 나를 다치게도 합니다. 현대의학에 혜택 뿐 아니라 한계와 허상도 있다는 것을 잘 알기 때문에, 웬만한 검사나 치료에 섣불리 몸을 맡기지 않습니다.

두 번째 이유는 ‘기다리기’ 때문입니다. 요즈음 대부분의 사람은 아픈 것을 참지 않습니다. 되도록 빨리, 가능하다면 지금 당장 깨끗하게 낫기를 원합니다. 시간이 걸리더라도 자신의 노력을 기울여서 차근차근 얻을 수 있는 근본적인 치유책보다, 꼼짝 안 하고 저절로 낫는 방법에 솔깃해 합니다. 하지만 근원적인 치료는 자기 자신에게 나오는 것이며, 여기에는 시간이 걸립니다.

마지막으로 ‘자유롭기’ 때문입니다. 사실 의료에는 콕 집어 정답이 없는 경우가 허다해요. 하지만, 정부에서 정한 진료 지침도 있고, 학회에서 권장하는 가이드도 있고, 병원에서 독려하는 경영 방침도 있고, 보험 회사에서 규정하는 수급 기준도 있습니다. 평소 이러한 장치와 압력에서 벗어나서 진료하기란 쉽지 않습니다.”

의학을 전문적으로 배운 적 없는 대다수 국민은 의학계의 '약자'인데, 어떤 자세를 가져야 하나요?

"스스로 선택을 할 수 있는 '균형'을 잡아야 합니다. 그 균형점을 높은데 둘 것인지, 낮은데 둘 것인지는 결정하기 어렵겠지요. 사실 지금은 다소 한쪽으로 치우쳐진 감이 있습니다. 요즘은 전 국민이 모두 의과대학생 증후군을 겪는 것 같습니다.

의대생이 수업시간에 어떤 병의 증세에 대해 강의를 듣고 나면, 마치 그것이 전부 내 병인 것처럼 느껴지고 염려되는 것이죠. 피곤해서 눈썹이 파르르 떨리면, 루게릭병이 아닌지, 입이 마르면 당뇨병은 아닌지, 관절이 아프면 류머티즘은 아닌지 무서워 합니다(웃음).

요즘은 일반인도 의사 못지않게 의학 상식에 접근할 수 있습니다. TV만 켜면, 의학·건강 프로그램, 의학 드라마 등 다양한 의료 정보가 쏟아지죠. 의학 프로그램 하나만 보고 나면, 지금 배가 아픈 게 단순한 복통이 아니라, 위암은 아닐지, 배를 가르는 복강경 수술을 받아야 하는 것인지 온갖 상상이 듭니다.

물론, 국민이 많은 정보를 얻어 긍정적인 면도 있습니다. 하지만 지나친 정보는 없는 것과 마찬가지입니다. 굳이 걱정 안 해도 되는 병에 대해 과도한 우려를 키우기도 합니다. 이런 지적 인플레이션이 생긴 상황에서 환자들이 의료를 좀 더 지혜롭게 활용해야 합니다. 지식은 넘치는데 지혜가 부족하다면, 아는 게 독이 될 수 있습니다."

몇 해 전 한 대학병원 원장이 전립선암을 진단받고, 모든 치료를 거부하고 평소처럼 지내다가 돌아가셨다고 했는데, 적극적인 항암 치료를 받았다면 결과가 달라졌을까요?

"물론 더 오래 사셨을 수도 있습니다. 하지만, 그게 과연 더 '좋은' 선택일까요? 의학을 추구하다 보면, 철학에 가까워져요. 결국 어떤 판단을 하느냐의 문제인데, 결정의 기준은 환자 본인 철학에 달렸습니다. 하루라도 좀 더 사는 게 중요한 사람이 있고, 남은 시간이 얼마 없더라도 편안하고 즐겁게 지내는 걸 원하는 분도 있습니다.

생존율이 1%인데, 몸이 상하는 부작용을 감수하고, 전 재산의 비용을 들여서라도, 살고 싶다고 하면 그것 도전해볼 만한 가치가 있다고 생각합니다. 의사의 입장에서 저희는 최대한 정확하게 상황을 설명해서 환자가 본인에게 맞는 선택을 하도록 도와야 합니다."

병원장님이 같은 진단을 받는다면, 어떻게 하실 건가요?

"어려운 질문이네요(웃음). 이성적으로는 '나도 쿨하게 대응할 거야. 과도한 시도는 하지 않을 거야'라고 말하지만, 막상 그런 상황이 생기면 완전 딴소리를 할지도 모르겠습니다. 1%가 아니라 0.1%의 가능성이라도, 살기 위해 밧줄을 부여잡을 수도 있을 것 같습니다."

유명 배우가 암을 예방하기 위해 유방과 난소를 떼어내는 사례도 있던데, 어디까지가 적정 수준의 예방이라고 할 수 있을까요?

"환자 본인의 선택을 뭐라고 할 순 없겠지요. 과거 자궁암을 없애겠다고 미리 자궁을 떼던 시절도 있었습니다. 물론, 위도 없애고, 폐도 걷어내면, 암에 걸릴 일은 없습니다. 그런데 한가지 조언을 드리자면, 제가 얼마 전에 남편 코털이 삐져나와서 깎아줬던 적이 있어요. 그리고 다음날 남편이 감기에 걸렸습니다. 평상시 잘 안 아프던 사람이 갑자기 감기에 걸리니, '코털을 잘라서 그렇다'고 말하더라고요.

할리우드 여배우 앤젤리나 졸리는 암을 예방하기 위해 2013년에 양쪽 유방 절제 수술을 받았다. 이후 난소암 가능성을 없애기 위해 난소 적출 수술을 받았다. 그녀는 1999년 난소암에 걸려 2007년 사망한 어머니 마세린 버트랜드의 투병을 지켜봤기 때문에 자신도 암에 걸릴 가능성이 크다고 판단해 이같이 결정했다고 밝혔다.

물론, 코털 하나 때문에 병이 생긴 건 아니겠지만, 코털 하나도 우리 몸에서는 분명히 존재하는 이유가 있습니다. 몸의 각 부분은 전체를 돌아가게 하는 작은 부품들이잖아요. 중요 장기를 적출하고 나머지 몸에 큰 문제가 없을지는 아직 연구가 더 필요한 부분인 것 같습니다.

현대 의학이 이렇게 발전했어도, 아직 우리가 아는 것보단 모르는 게 더 많습니다. 물론 장기를 반드시 떼어내야 하는 순간도 있습니다. 중요한 것은 '균형의 추'를 잃지 않는 것입니다."

그렇다면, 건강하게 살기 위해 평상시 어떻게 하는 게 최선일까요?

"뭐든지 과하면 좋지 않습니다. 저는 뭐든지 적당한 선까지 하는 걸 추천합니다. 식사 시에도 배가 완전히 부를 때까지 먹는 것보다 한 70%만 배를 채우면, 편안하고 좋습니다. 10킬로미터를 뛸 수 있지만, 7킬로미터에서 멈추는 게 낫다고 생각합니다. 끝장을 보려고 하지 마시고, 적당한 선에서 관리한다면 큰 문제가 없이 살 수 있습니다.

예컨대, 건강 검진만 해도, 꼭 필요하냐? 대답하기 어려운 문제입니다. 얼마 전 친한 선배 부부가 검진을 받았는데, 별일 없겠지 했는데, 한 분은 유방에, 다른 분은 간에 뭔가 보였습니다. 정밀 검사를 받는 내내 그 집은 지레 겁을 먹고 풍비박산이 났습니다. 그런데, 검사 결과 아무것도 아닌 것으로 나왔습니다.

또 제 지인 중 한분은 정신과 의사인데, 검진 중 암이 의심돼서 갑상선을 떼는 수술을 받았는데, 결과적으로 암이 아니었습니다."

요즘은 다양한 검진과 치료법 등으로 의료 비용 지출이 느는 것 같습니다. 의료가 점점 사치재로 변하진 않나요?

"의료가 복지인가. 산업인가 혹은 필수재인가 사치재인가. 이 오래된 논쟁을 어느 한 가지로 재단할 수는 없겠지요. 그 경계는 시대상황에 따라 변합니다.
예컨대, 아이를 임신하고 출산하는 것을 한국 사회에서는 필수의 문제로 봅니다. 하지만 다른 어느 나라에서는 응급 상황이 아니고, 열달 간 준비할 시간이 있어서 사치 개념으로 분류합니다. 그럼, 복막염은 어떨까요. 수술을 받지 않으면 생명이 위태로워지니 필수재이고 복지로 풀어야 할 것입니다.

그런데 1인실에 입원할 것인지, 6인실에 입원할 것인지, 배를 열어서 개복술을 할 것인지, 몇 군데 구멍만 뚫는 복강경술로 할 것인지, 어디까지를 필수재로 보고 복지로 커버하고, 또 어디까지 사치재로 보고 산업으로 문제로 풀 것인지. 흑과 백은 분명히 있고 그 사이 회색 존에는 밝은 회색부터 어두운 회색까지 수많은 농도의 회색이 존재합니다."

공공의료는 민간의료와 어떻게 달라야 하나요?

"사회 안전망의 역할이 충실해야 합니다. 부의 양극화의 문제를 그때그때 메우고 보듬어 나가지 않는다면, 사회가 붕괴할 수 있습니다. 사회에서 소외된 사람들, 돈이 없는 사람들도 아프지 않게 살아갈 수 있어야 합니다. 만약 이런 기본적인 기능이 충족되지 않는다면, 범죄자가 늘어날 수도 있고, 다른 사회적 문제로 번질 가능성이 있기 때문에 공동체의 안전도 보장받을 수 없습니다. 그리고 '아픈 사람을 진찰하는' 병원의 기본 개념을 지켜야 합니다. 환자에게 귀 기울여주고 불필요한 검사와 수술을 권하지 않으며 환자에게 바가지 씌우는 일도, 임상시험도 하지 않는 것이 공공의료입니다.

요즘은 민간 병원은 호텔을 방불케 하는 시설을 갖추며, 상업화됐다는 인식이 있습니다. 예컨대 예전에 환자 중에 이런 분이 있었어요. 상당히 부자에 사회 최상위 계층이셨는데, 허리를 삐끗해서 병원에 왔습니다. 진찰을 시작하기도 전에, '돈은 얼마든지 드릴 테니, 제 몸에 해로운 거 하지 말아주세요'라고 말하더군요. 또 가끔, 서울대 병원, 아산병원 이런 최고 권위자에게 진찰을 받고도, CT 찍은 걸 CD에 구워서 다시 진찰해달라고 하는 분들 있습니다. 뉴 의료 난민 시대라고 할 수 있습니다. 공공병원은 비교적 '상업주의'로부터 자유롭기 때문에, 병원에 대한 신뢰를 회복할 수 있는 구심점이 되어야 합니다."

공공병원은 '돈을 버는 곳'이 아니라 '돈을 쓰는 곳'이 돼야 한다고 했는데, 어디에 가장 먼저 돈을 쓰고 싶은가요?

"첫 번째로는 탈진료실 모델을 만들고 싶습니다. 병원이 아니라 소외계층을 직접 방문해 진찰하는 방식이죠. 그리고 두 번째로는 공공병원에 대해 홍보를 하고 싶어요.사람들이 저에게 가장 많이 하는 질문이 '공공병원은 아무나 가도 되나요?' 입니다. 당연히 누구나 올 수 있습니다. 그리고 우리도 실력 있는 의사가 많다는 걸 알리고 싶어요."

"우리 민족의술은
인체를 각 부분이 유기적으로 결합된 전체로 보고,
증상 자체는 병이 아니라 병이 생겼음을 알려주는 신호로 보며,
그 증상이 생긴 근본원인을 찾아서 이를 제거하는 것을 치료로 삼고,
병의 원인이 눈에 보이지 않는 것에서부터 비롯됨을 알고
보이지 않는 것을 다스린다. 민족의술의 치료방법은 보다 근원적이고
부작용이 적으며, 단순히 질병의 치료에 그치지 않고
질병과 그 치료의 체험을 통하여 존재의 실상에 대한
보다 깊은 인식으로 이끄는 힘에 있다."

- 황종국

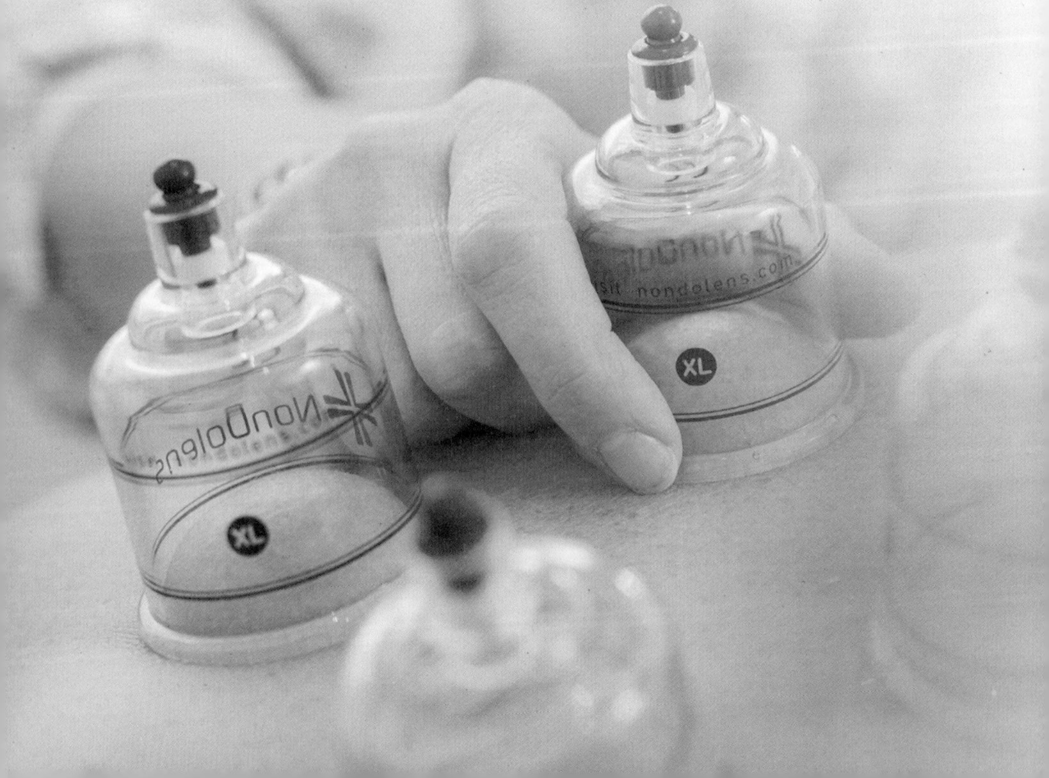

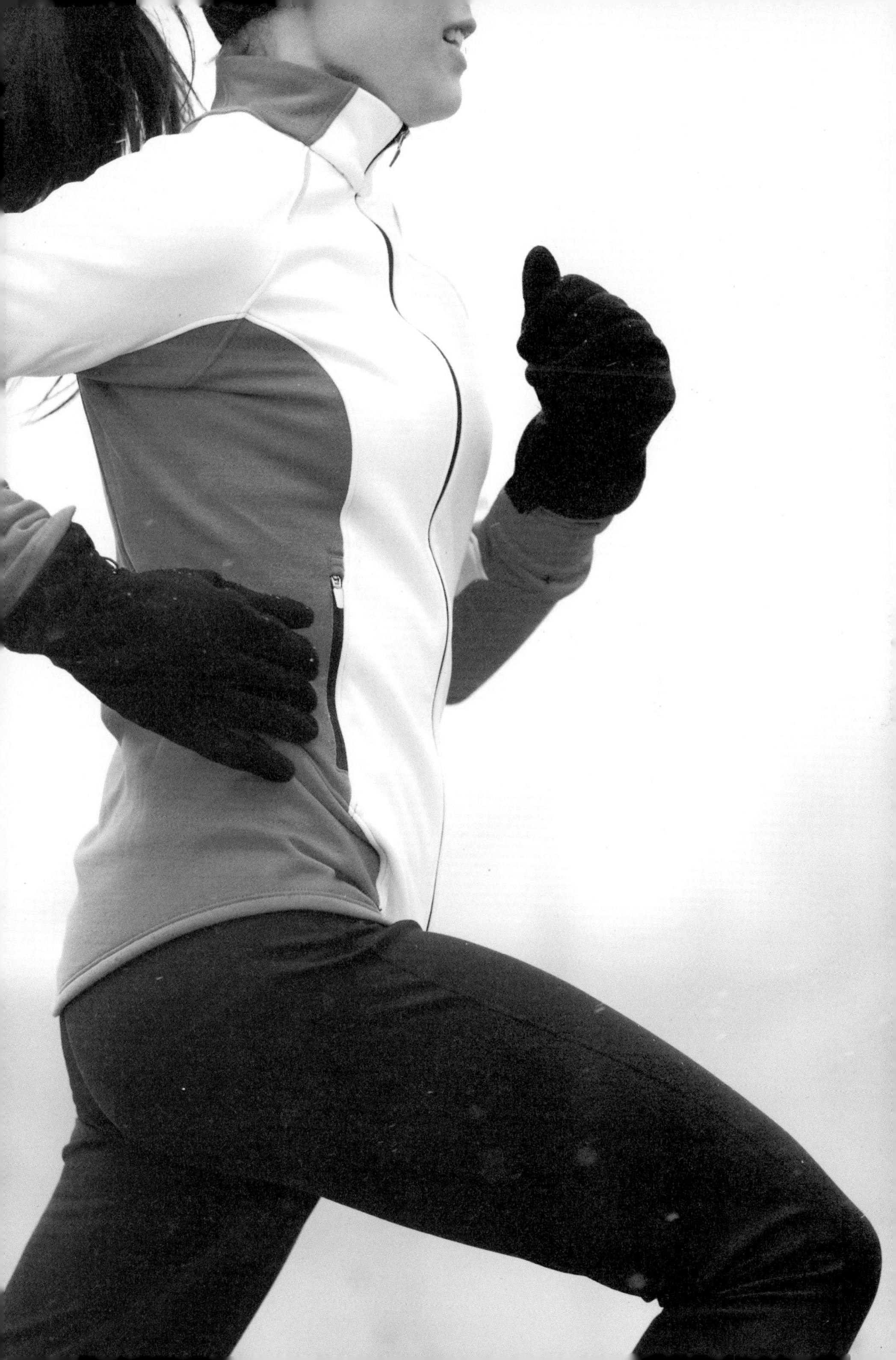

내가 명의다
세계가 주목하는 부항치료법

초판 발행 2023년 5월 25일

엮은이/ 신일순
펴낸이/ 남기수
펴낸곳/ 도깨비
부산시 북구 양달로 9번길 21. 103-1302호
출판등록. 제 1989-3호(1989년 5월 8일)
전화. 051-747-0621

ISBN 978-89-88104-72-9 03510

* 책값은 뒤표지에 있습니다.
* 잘못 만들어 진 책은 구입처에서 교환해드립니다.